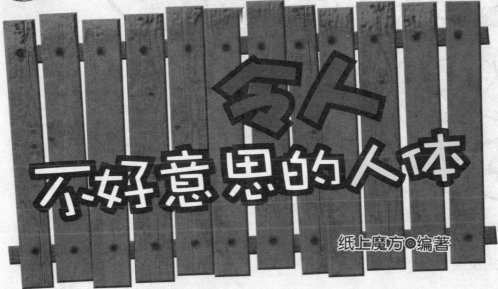

令人不好意思的人体

纸上魔方◎编著

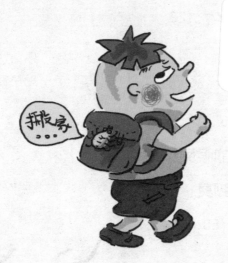

重庆出版集团 重庆出版社

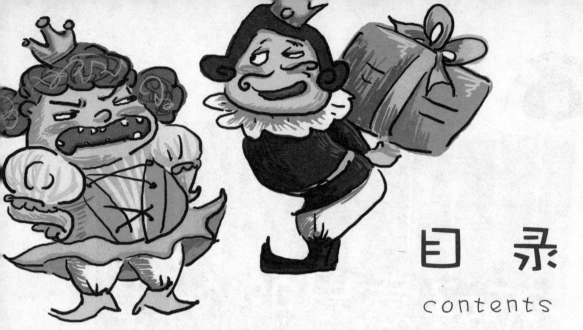

目 录
contents

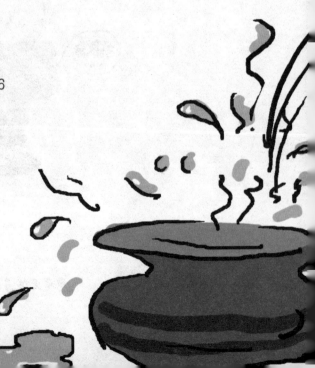

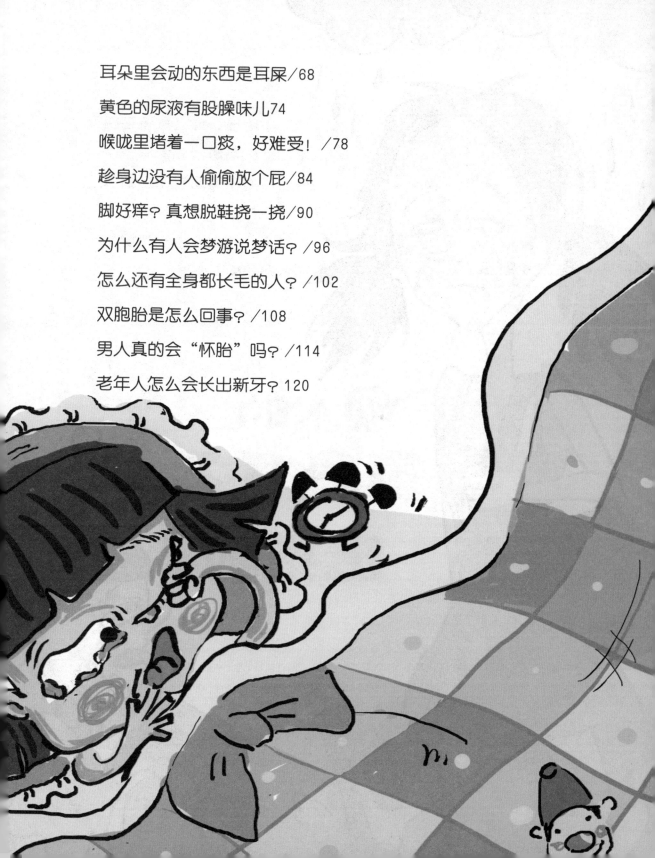

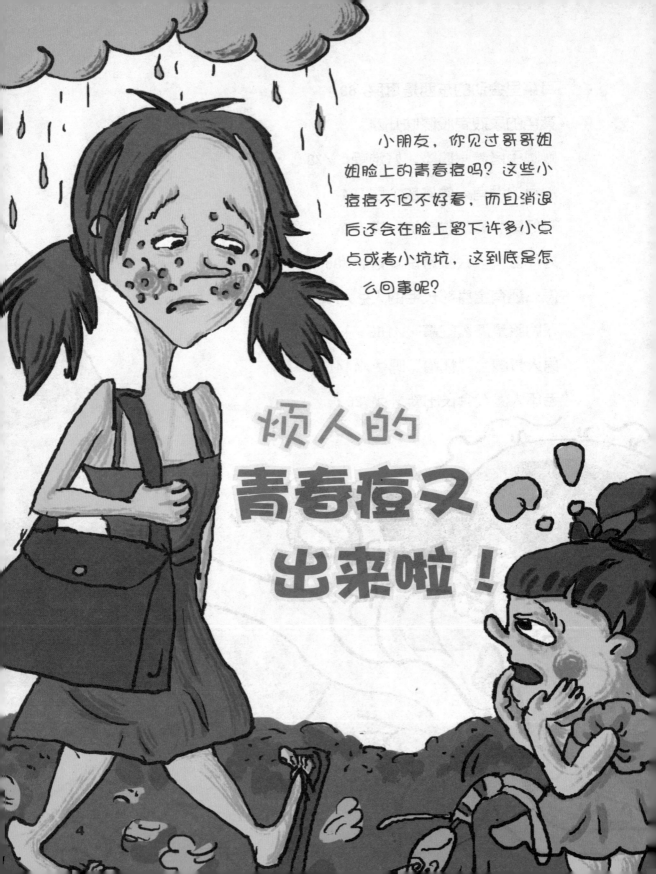

小朋友，你见过哥哥姐姐脸上的青春痘吗？这些小痘痘不但不好看，而且消退后还会在脸上留下许多小点点或者小坑坑，这到底是怎么回事呢？

烦人的
青春痘又
出来啦！

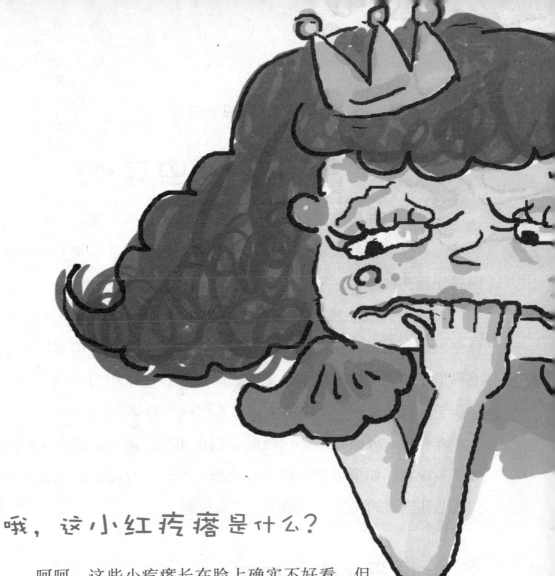

哦，这小红疙瘩是什么？

呵呵，这些小疙瘩长在脸上确实不好看，但它却有一个好听的名字——"青春痘"！一听名字就知道，原来哥哥姐姐脸上长小疙瘩，是因为他们在青春期呢！

"青春痘"在医学上名"痤(cuó)疮"，又名"粉刺"，一般呈暗红色，有时红痘痘上还会戴上一顶白色或黑色的小帽子，用手一挤，一个白色"小虫虫"便挤出来了！有的小痘痘被挤后却会变成一个大痘痘，好可怕啊！

青春痘里有虫子吗？

有些人认为，长青春痘是因为皮肤下面有螨虫，这可是错误的认识。长青春痘的原因有很多，但最直接的原因是汗毛孔被堵塞。

人脸上的皮脂腺很多，到了青春期，皮脂较多地从毛孔中分泌出来，皮脂越积越多，毛孔就容易被堵塞。毛孔堵塞以后，毛囊里面的皮脂排不出来，就像很多人挤在一个小门前出不去一样，于是就形成一个个小痘痘。青春痘就这样诞生啦！

青春痘一般会有一个白色或者黑色的顶，这分别是白头粉刺与黑头粉刺。如果用手一挤，会挤出一些白色分泌物，也就是堆积在毛孔里面的皮脂，一般叫它"皮脂栓"。

青春痘可以用手挤吗？

小朋友，你一定想过，既然是皮脂栓堵住了毛孔，那么我们把皮脂栓挤出来，毛孔通了，痘痘不就没了吗！呵呵，许多哥哥姐姐也是这样想的，所以总会用手去挤痘痘。但是千万不要这样做，这样做是有危险的！

刚冒出来的青春痘是红色的，如果皮脂栓越积越多，顶上的白帽子就会变成白头粉刺，不久又会变成黑头粉刺，用手去挤，可能会留下一些小的痘痕，这些还不算严重，最严重的事情是怕被细菌感染呀！

如果被细菌感染了，青春痘就会变成小脓包，这时它就会发痒、发疼，如果再用手去挤，手上的细菌就很容易进到痘痘中，把本来挺小的痘痘变成大痘痘。如果一不小心细菌再进入了毛细血管中，感染了血液，可能会造成很严重的后果哟！要知道，人脸上的三角区是非常敏感的地区，如因挤痘痘造成脸上三角区感染，甚至会影响到大脑呀！

痘痘会自己消失吗？

有些人认为，既然青春痘是在青春期长出来的，等青春期一过，就会慢慢好的，没有必要去医院治疗，这种想法可不对！

如果脸上的痘痘长得不多，应该注意少吃脂肪类、糖类和刺激性食物，小心养护即可。每天用热水洗脸，帮助皮脂顺利地排出，或用中性硼酸浴皂洗脸，经常保持皮肤清洁能起到预防作用。另外，这时候也

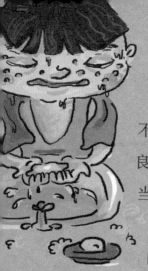

不要着急，心情不好小痘痘也容易出来捣乱，所以保持良好的心态很重要，一般过几天，痘痘就会自然消退。当脸上的痘痘较严重时，就应当去医院治疗了。

很多人脸上的疤痕，都是在青春期长痘痘时留下的，治疗这些疤痕很困难，会成为永远性的"纪念"。

有些人在青春期长痘痘，过了青春期也长，甚至有些人过了30岁后才长，所以青春痘发病期很长。如果及时到医院治疗的话，可防止形成难看的小疤痕。

怎样才能预防小痘痘呢？

青春痘长在脸上实在难看，治疗起来也很麻烦，有没有办法预防小痘痘的出现呢？

首先不要用使用油脂过多的护肤品，要用温水洗澡、洗脸，不要用刺激性太强的香皂或肥皂，也不要经常化浓妆。平时以清淡食品为主，多吃水果、蔬菜和一些脂肪少的肉，不要吃太多的甜食和辛辣的食物。每天的早饭要多吃一些淀粉类、富含维生素B和无机盐的食物，晚饭时多吃一些植物蛋白及脂肪含量少的食物。

时常保持心情乐观也很重要，做操、散步、听音乐，只要心情好好的，那么毛孔内的皮脂就可以顺利地排出来，不会堵在汗毛孔里啦！

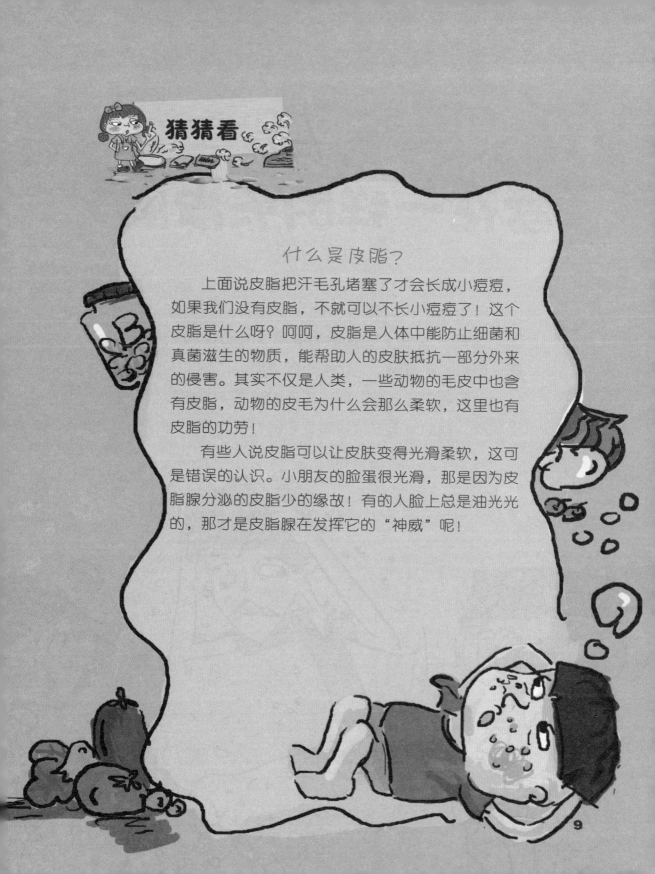

什么是皮脂？

上面说皮脂把汗毛孔堵塞了才会长成小痘痘，如果我们没有皮脂，不就可以不长小痘痘了！这个皮脂是什么呀？呵呵，皮脂是人体中能防止细菌和真菌滋生的物质，能帮助人的皮肤抵抗一部分外来的侵害。其实不仅是人类，一些动物的毛皮中也含有皮脂，动物的皮毛为什么会那么柔软，这里也有皮脂的功劳！

有些人说皮脂可以让皮肤变得光滑柔软，这可是错误的认识。小朋友的脸蛋很光滑，那是因为皮脂腺分泌的皮脂少的缘故！有的人脸上总是油光光的，那才是皮脂腺在发挥它的"神威"呢！

头发里
雪花一样的头皮屑

　　哇，最近头上常有一片片像雪花一样的东西，这是什么呀！它就是头皮屑，它真的好讨厌，有时掉到衣服上，让人十分难堪。

　　头皮屑是什么呢？能不能把它消灭干净呢？小朋友，我们一起去找找消灭它的办法吧！

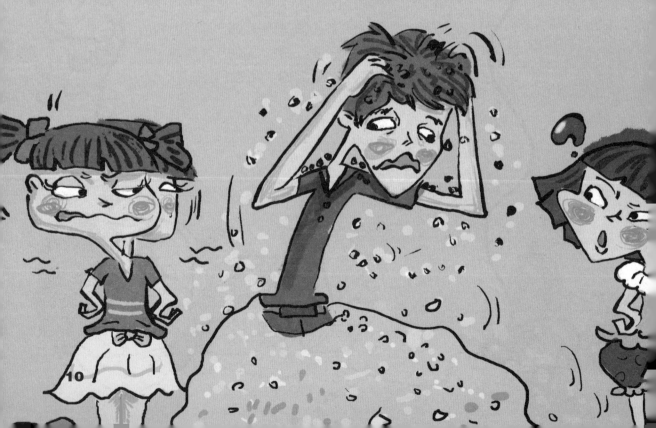

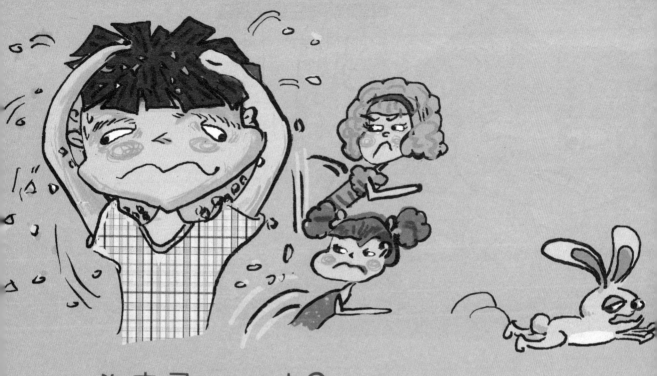

头皮屑从哪里来？

在天气干燥的冬天、春天，有些人梳头时会掉下一些像小雪片似的东西，那是头发上的污垢吗？呵呵，这可不是头发上的脏东西，而是"头皮屑"，也有人称它为"头皮雪"。头皮屑就是从头皮上落下来的小片片！

你一定会奇怪，这是怎么回事？其实，头皮和我们身上的皮肤一样，也是由表皮和真皮两部分构成的，而表皮又分为四层，最外的一层叫角质层。角质层以30天为一周期，不时有老细胞"死"去，同时下层的新细胞又会长出来，那些"阵亡"的老细胞和皮脂腺分泌的皮脂混合起来，就是头皮屑。堆积到一定程度，它们就会纷纷扬扬地落下来啦。

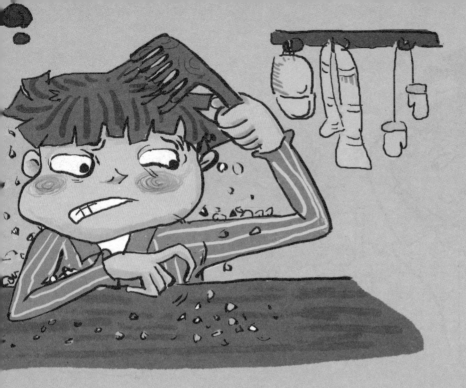

为什么春天、冬天的头皮屑见多呢？

一般情况下，春天、冬天人的头皮屑较多，这是正常现象，不足为怪。人的头皮里有丰富的皮脂腺和汗腺，这些腺体分泌的皮脂和汗液有滋润头皮和头发的作用。一到冬天、春天，天气渐渐干燥，皮脂腺也懒得工作，分泌的油脂很少，所以头皮得不到很好的滋润；同时因天气较冷，汗腺里的汗液也分泌少了，也因天气较干燥，头皮上仅有的汗液也蒸发了，所以这时的头皮和头发会变得很干，角质层的细胞脱落速度就会加快，老死的细胞越来越多，头皮屑自然会多起来。

夏天和秋天，气温较高，空气也较潮湿，头皮里的皮脂变多，汗液也较多，所以角质层脱落也减慢了，或者被粘在头皮上，头皮屑也相对少多啦。

头皮屑是病吗?

正常人都会有头皮屑,但一般都是非常小的颗粒脱落,人的眼睛是不易看到的。只有头皮发生病变时才会出现白色或灰色的"雪片"。为什么会这样?

这是真菌感染引起的,不严重时,只要勤洗头就不会有烦恼。如果头皮屑非常多,而且有的地方还有红斑,或头皮屑油油的情况,就属于不正常了,这时要去医院,请医生帮你治疗!

头皮屑很多时,头皮常常会发炎很痒,总想挠一挠。这时要赶快治疗,不然头皮屑可真的要变为一种病了,它会周期性、复发性或者连续不断地找你的麻烦,严重时会导致头发的毛囊受损,造成不断掉头发!

有了头皮屑怎么办?

头皮屑是人体新陈代谢产生的正常产物,不必过多担心它的存在。去除头皮屑,最常用的办法是常洗头发。听到这里,有一些小朋友会哈哈大笑:"哦!这么简单!不就是洗洗头发吗?我多洗头不就行了吗!"呵呵,不要认为洗头发很简单,其实洗头次数过多也不对!

一般来说,过多洗头会减少头皮皮脂的厚度,这样皮脂会想，怎么变薄了呢？那我加快工作吧，所以皮脂会加速分泌，这样死角质层就会变多，头皮屑也自然会多起来的。所以洗头过多，也不好，常人一般以四五天洗一次头最好。

洗头时也有一些讲究呀，不妨学习一下吧！

首先，一定要用温水洗头发。洗头发不要用凉水哦，我们头皮的温度本来就比手的温度高，如果你的手试水觉得凉的话，那头皮会觉得很冷了，这样洗头发，不仅洗不干净，而且还会感冒、头痛甚至晕倒。当然，用过热的水也不可以，那样头皮会分泌更多的油脂，然后和脱落的角质细胞一起粘在头发上，等头发干后，头皮屑会更多！

其次，正确选用洗发水。洗发水的选择也很重要，不要用碱性过大的肥皂，会刺激头皮加速角质的脱落。尽量选用一些纯植物提炼的洗发水，如果已经有一些头皮屑了，可以在水中加一些盐，帮助杀死一些真菌，对头皮能起到保护作用。

去屑洗发水，最好一年更换一种品牌。有些洗发水刚开始用还有效，时间长了就不管用了。因为你的头皮对它已经产生抵抗力了，所以最好一年更换一种品牌。

最后，应该用泡泡洗头发。在使用洗发水时，不要拿着瓶子直接将洗发水倒在头上，应先将洗发水倒在手中，略微加点水，用双手揉搓起好多泡沫后，再把这些泡沫抹到头发上。揉三五分钟后再用温水冲洗干净。

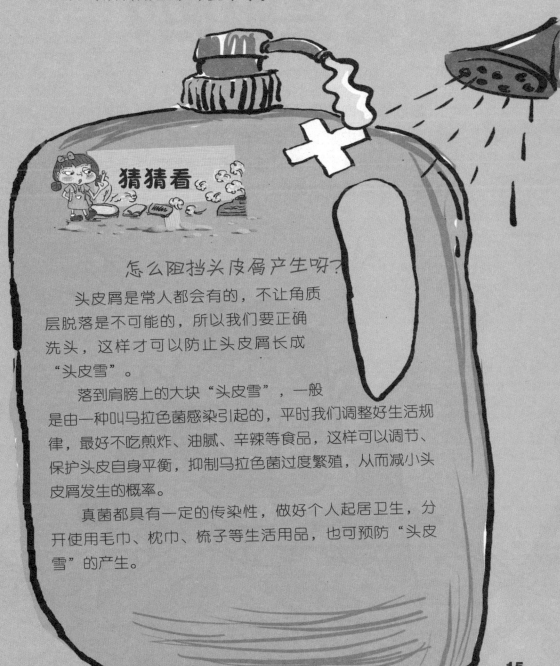

猜猜看

怎么阻挡头皮屑产生呀？

头皮屑是常人都会有的，不让角质层脱落是不可能的，所以我们要正确洗头，这样才可以防止头皮屑长成"头皮雪"。

落到肩膀上的大块"头皮雪"，一般是由一种叫马拉色菌感染引起的，平时我们调整好生活规律，最好不吃煎炸、油腻、辛辣等食品，这样可以调节、保护头皮自身平衡，抑制马拉色菌过度繁殖，从而减小头皮屑发生的概率。

真菌都具有一定的传染性，做好个人起居卫生，分开使用毛巾、枕巾、梳子等生活用品，也可预防"头皮雪"的产生。

眼皮跳，
是要发财吗？

　　最近右眼皮总是一跳一跳的，听人说"左眼跳财，右眼跳灾"，难道要有灾了？其实很多人不相信这种说法，但有时眼皮确实会不由自主地跳起来，这是为什么呢？

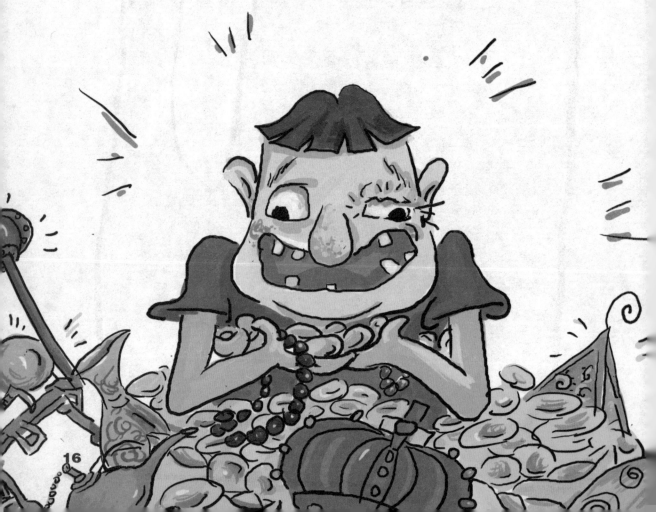

眼皮为什么能睁开闭上？

人身上的各种运动，都是肌肉运动。肌肉是由神经支配的。在人体每一个部位都有神经，它们通向脑和脊髓。大脑在头颅中，里面的神经分别指挥着头、面、颈部里的肌肉。后背上的脊柱中有脊髓，里面的神经分别指挥着胸、腹和四肢的肌肉运动。

人的眼皮里也有肌肉，归大脑的第三对和第七对神经指挥。它们是从上到下联结的，只要它们一收缩，那么眼皮就可以睁开或闭上了。

为什么眼皮会跳呢？

大脑第三对和第七对神经负责眼皮的睁开或闭上，如果它们受到什么影响，那眼皮也不能好好工作了。比如老人中风后，常常会"面神经麻痹"，这时第七对脑神经受到影响，

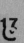

所以眼皮不会好好地闭紧，也就是熟睡后也是睁着眼。传说曹操睡觉时老是睁着眼的，看来是曹操大脑中第七对脑神经罢工啦！

当然，第三对和第七对脑神经不工作不可以，太过兴奋也不可以！如果这两对脑神经受到刺激，变得很活跃，眼皮里的肌肉就会不知道如何是好，于是就会一阵阵地收缩，眼皮就跳起来啦！

其实不只是这两对脑神经会兴奋，身体里所有的神经都会有特别激动之时，神经一激动，就会指挥身上的肌肉收缩，出现跳动的现象。有时我们能感觉到某一块肌肉不知怎的就跳了几下，就是这个原因。但大部分身体肌肉跳动的情况，我们很难感觉到。眼皮是人身上最敏感的地方，所以即使很小的跳动也会感觉出来。

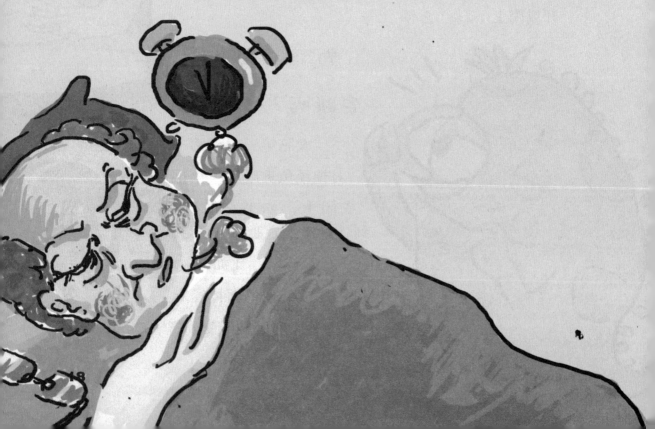

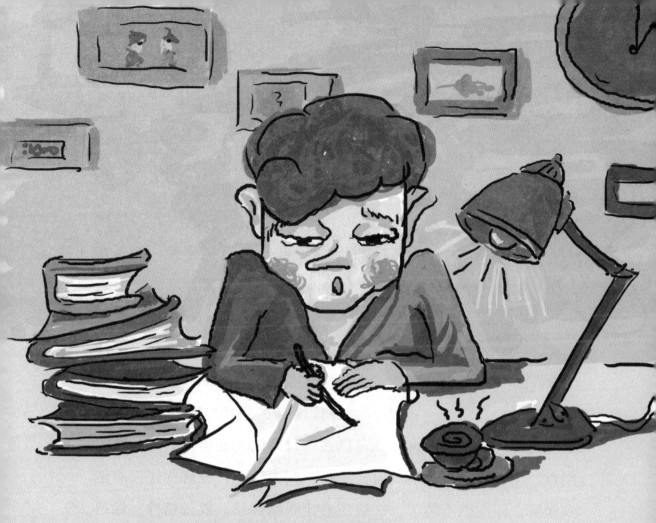

什么原因导致眼皮跳？

一般情况下，眼皮在不经意间跳几下，那是正常情况，不必在意，这是因为外界的一个小刺激引起了眼皮神经的不适反应。

有些时候，眼皮一直跳，或者过一小会儿就跳一下，那说明你太累了，疲劳过度、用眼过久或睡眠不足，都可能让眼皮不听使唤，那两对脑神经在提醒你，快快休息吧，不可以再这么累啦！

强光、药物或异物进入了眼睛等，这些也会刺激眼睛，引起眼皮跳！

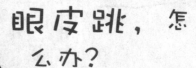

眼皮跳，怎么办？

眼皮跳，是每个人都可能遇到的，眼皮跳几秒至几分钟，都是正常情况，这时可以闭上眼睛休息一下；或者用热毛巾敷一敷眼睛；或者用大拇指按在太阳穴上，用食指的小肚肚从内眼角轻轻向外按摩到外眼睛，然后再像做眼保健操一样做几次。这些都可以在短时间内改变眼皮跳的状况。所以，当眼皮刚开始跳动时，不必立刻去医院，也许你还没有走到医院，眼皮就不跳了。一般注意让眼睛休息，放松精神，保持良好的心态，就可以了。

不过，眼皮跳得厉害时，还要注意观察有没有越跳越厉害的现象，同时，应该照照镜子，看看脸上有没有其他变化。因为眼皮跳得厉害，也有可能是其他病症的一个征兆，如果眼皮总是不停地跳，而且从眼睛周围到嘴角都有了跳动的感觉，一定要快快告诉爸爸妈妈，必须去医院看医生了！

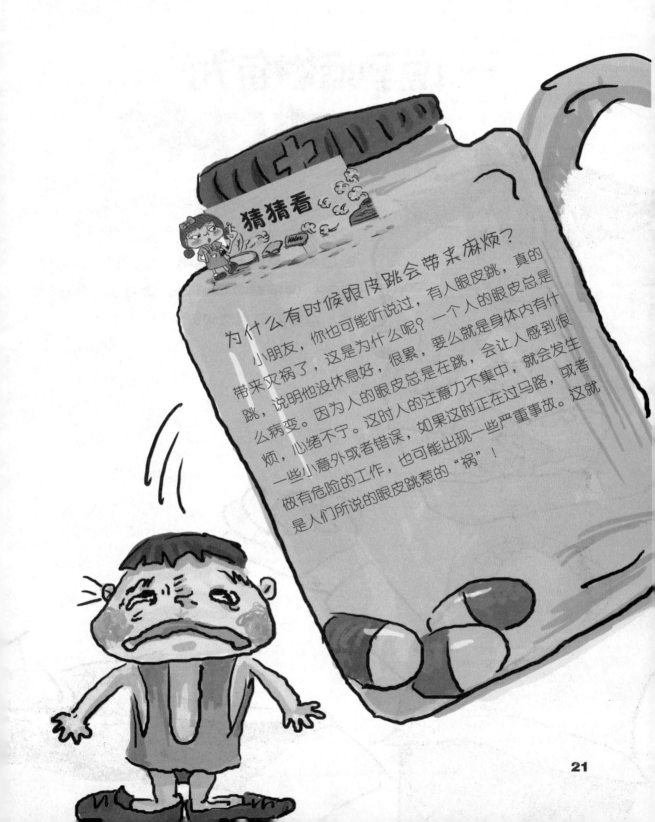

猜猜看

为什么有时候眼皮跳会带来麻烦？

小朋友，你也可能听说过，有人眼皮跳，真的带来灾祸了，这是为什么呢？一个人的眼皮总是跳，说明他没休息好，很累，要么就是身体内有什么病变。因为人的眼皮总在跳，会让人感到很烦，心绪不宁。这时人的注意力不集中，就会发生一些小意外或者错误，如果这时正在过马路，或者做有危险的工作，也可能出现一些严重事故。这就是人们所说的眼皮跳惹的"祸"！

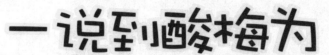

一说到酸梅为何会流口水？

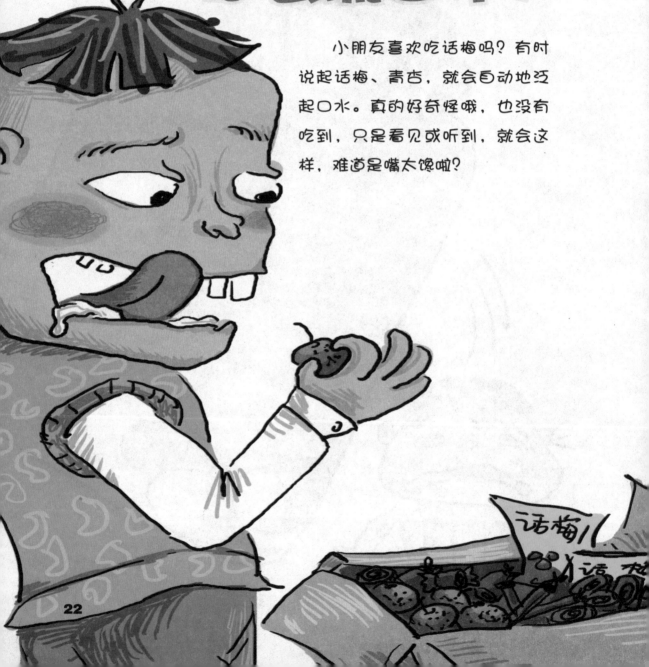

小朋友喜欢吃话梅吗？有时说起话梅、青杏，就会自动地泛起口水。真的好奇怪哦，也没有吃到，只是看见或听到，就会这样，难道是嘴太馋啦？

青梅加快了行军速度

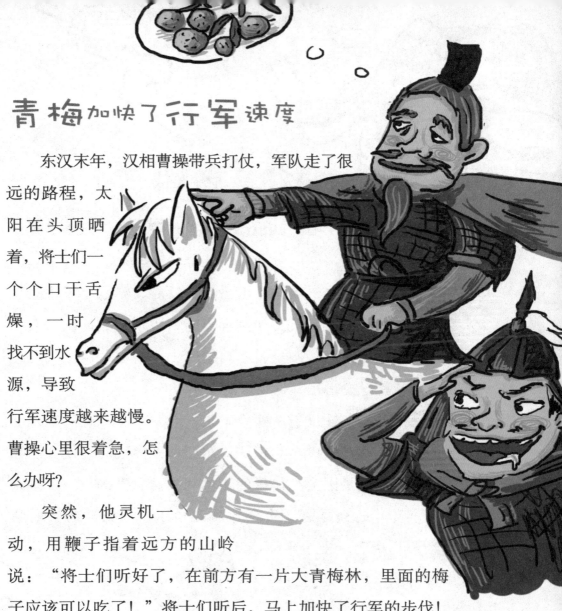

东汉末年，汉相曹操带兵打仗，军队走了很远的路程，太阳在头顶晒着，将士们一个个口干舌燥，一时找不到水源，导致行军速度越来越慢。曹操心里很着急，怎么办呀？

突然，他灵机一动，用鞭子指着远方的山岭说："将士们听好了，在前方有一片大青梅林，里面的梅子应该可以吃了！"将士们听后，马上加快了行军的步伐！

这就是著名的"望梅止渴"的故事，为什么将士们听说青梅后就觉得不口渴了呢？小朋友有没有过类似的经历，当看到"秀豆"糖时会觉得嘴里冒出口水，有时眼睛也不自觉地闭一下，就像吃到一种酸酸的东西一样。这，就是生理学上所说的条件反射！

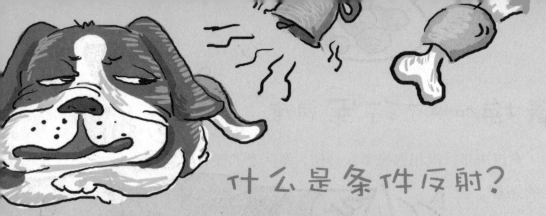

什么是条件反射？

条件反射不只人类有，其他动物也有这种现象。条件反射有两种，无条件反射和条件反射。

无条件反射，是人一生下来就会有的反应，如刚生下来的宝宝，会找妈妈吃奶；当把吃的送到嘴里时，嘴里就会产生唾液；有人在你眼前抬起手时，眼皮就会自动闭上……这些反应不经过大脑皮质，也就是说它是一种生理的自然反应。

最有意思的是条件反射，两个本来一点联系也没有的东西，因为长时间在一起，所以当其中一样东西单独出现时，便会想起另一样东西，这就是因为身体里的信号刺激而发生的反应。有人做过一个实验，铃声本来不会使小狗流口水，可每次响铃时喂食物，经过几次后，当小狗再听到铃声，它就会想一定有好吃的了，所以口水便流了出来。

人听到青梅就会流口水，也是条件反射，而且是经验性条件反射。如果你从来没有吃过青梅，听人说起青梅，也一定不会流口水。因为你不知道青梅是什么味道，所以你也不会出现"酸"的反应。

举个例子吧，有些小朋友特别喜欢在喷着热气的热水壶附近玩儿，妈妈批评过很多次，他也不听话，可是有一天，当他用小手接近热水壶的热水口时，被热水烫了一下。从此以后，每当接近热水壶时他一定会很小心。

再比如，你第一次去医院打针，你一点儿也不会觉得害怕，可是当针扎上你的小屁屁，你哇地一声哭了，以后每次看到针你就会觉得好可怕，这也是为什么有些小朋友一进医院就哭鼻子的原因啦。

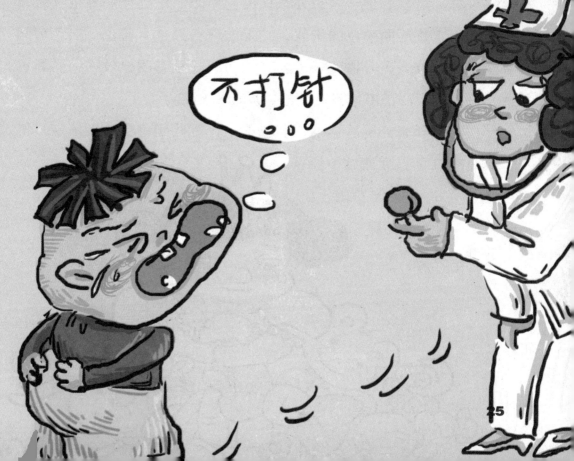

25

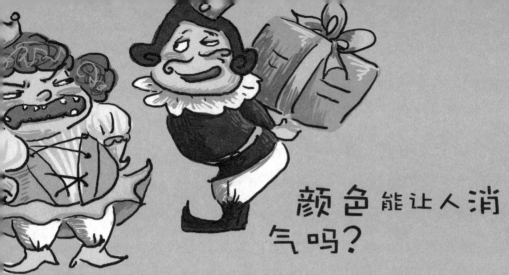

颜色能让人消气吗？

美国一位心理学家做过一个实验，用到无条件反射。他认为不同的色彩，会通过眼睛中的视神经影响到人们的内分泌系统，这样，人的情绪就会受到影响。

心理学家挑选100名脾气暴躁的人参与了实验，这100人最容易发怒，所以心理学家想办法让他们愤怒，正当他们要生气时，让他们走进不同颜色的房间，结果发现粉红色、蓝色、白色房间里的大部分人，心情变好了，其他房间并没有明显效果；而黑色房间里的人心情不但没有变好，反而更糟糕了！

心理学家分析后觉得，在色彩中，有些颜色会让人镇定，特别是粉红色，会通过神经系统对人的下丘脑发出信号，使肾上腺素减少分泌。

这时，心肌的收缩力量也减弱了，心跳慢下来，本想要发怒的心情也就消失了，这就是条件反射通过视神经在身体内变化的结果。

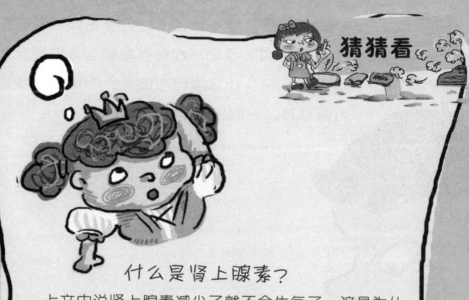

什么是肾上腺素？

上文中说肾上腺素减少了就不会生气了，这是为什么呢？

肾上腺素在我们身体中作用可是很大的哟，它是肾上腺髓质分泌的激素物质，它能让我们的心脏收缩力增强，心脏、肝和筋骨的血管扩张，皮肤、黏膜的血管缩小。在医院中抢救心脏停止的病人时就会常常用到它，它能让心脏重新跳动起来。

不过身体内也不能分泌太多的肾上腺素，如果你感觉到害怕、生气的时候，这时你的肾上腺素分泌增多，心脏就会处于很紧张的状态中，这样心肌就会用力地收缩。

小朋友，如果在你很害怕的时候，你一定会觉得心脏"砰砰砰"地使劲儿跳，这就说明你的肾上腺素分泌过多了哦！

靠吃人皮活着的家伙

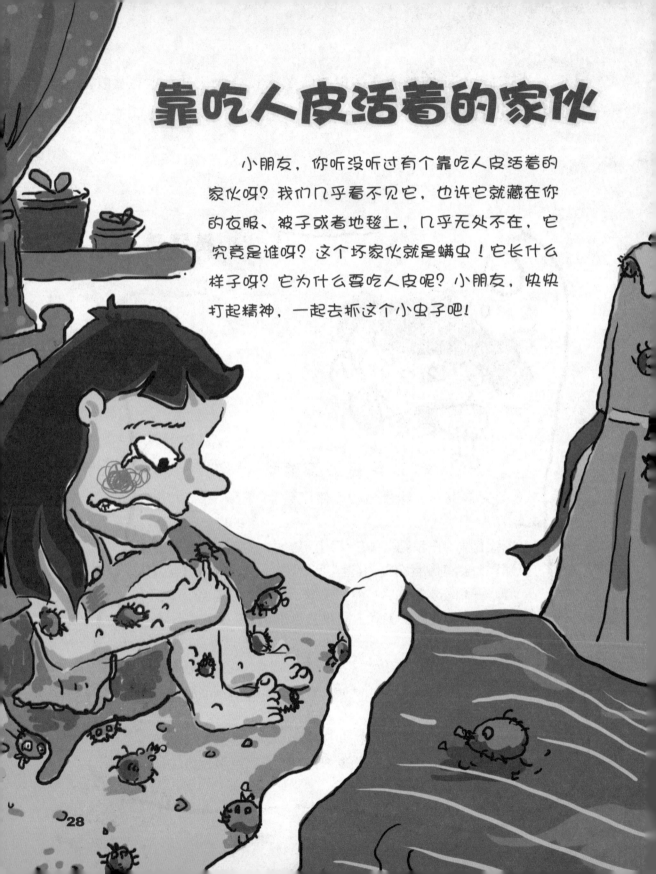

小朋友，你听没听过有个靠吃人皮活着的家伙呀？我们几乎看不见它，也许它就藏在你的衣服、被子或者地毯上，几乎无处不在，它究竟是谁呀？这个坏家伙就是螨虫！它长什么样子呀？它为什么要吃人皮呢？小朋友，快快打起精神，一起去抓这个小虫子吧！

无处不在的螨虫

　　小朋友，你见过螨虫吗？在床上、地毯上、沙发上，如果拿起显微镜仔细看，哦，天呀，你会发现有许多像带爪子的小包子似的小虫子在乱爬，那就是螨虫！

　　螨虫是一种体型微小的像蜘蛛似的动物，它的身体一般长0.5毫米左右，也有些小的只有0.1毫米，即使最大的也超不过1毫米，所以我们如果不用显微镜一般是看不到它的。

　　螨虫长大后一共有4对足，一对小触须，没有翅膀和触角，它和其他的昆虫不一样，身体没有头、胸和腹三部分，像个小包子似地团在一起。它的躯体和腿上都有毛，而且有的还很长！

　　世界上已经发现的螨虫有5万多种，它们遍布我们生活的各个角落，特别是床单上的螨虫最多，像爸爸妈妈那样的大床上可能就住着200万只哟！

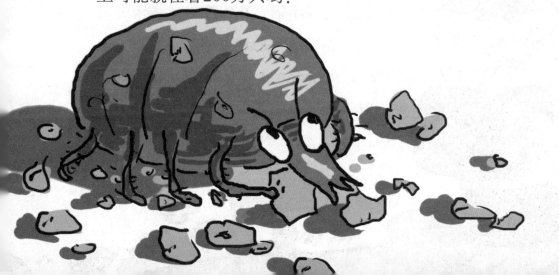

螨虫是哪儿来的?

螨虫的个子很小,但你可千万不能小瞧它,大约30亿年前它们与蜘蛛可是同一个祖先哟。它们不能决定自己去哪儿,但是很会依靠别人的帮助,它们跟着风,或者一些货物、衣服移动到世界的各个角落。如果没有什么特殊原因把它们带走的话,它们会一直生活在一个地方,它们的平均寿命是40~160天。地毯、沙发、毛绒玩具、被褥、坐垫、床垫和枕芯等到处是它们的家,它们吃着人的汗液、分泌物、脱落的皮屑,而且一只螨虫每天会排出几十颗小屎粒。

螨虫对人有什么危害?

螨虫虽然很小,可是它们却总会"暗箭伤人"!人们在春天经常容易发生过敏性疾病,一般情况下,这个过敏的发生大多数都是这个小东西引起的呢!

当春天来临,阳光变得暖和起来的时候,也就是这些小螨虫在酝酿兴风作浪的时候。尘螨在温暖潮湿的地方活动很频繁,如果活螨虫直接进入人体,就会导致人们咳嗽、哮喘或者发生过敏性鼻炎,皮肤上还可能长起小红斑哟!

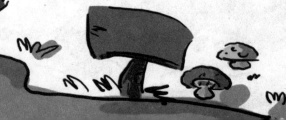

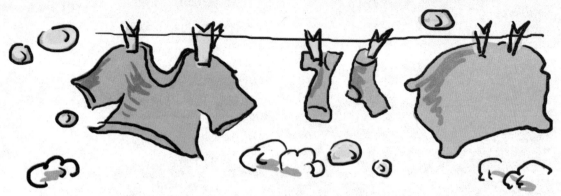

在很多的过敏源中，尖螨就是老大，很多小朋友得的哮喘就是它惹的祸。另外，粉螨能引起肠螨症和肺螨症，甜食螨还可使人患上各种各样的疾病。不仅活着的螨虫会惹麻烦，螨虫的尸体、分泌物或者排出的小便便也会引起人的过敏。

我们拿螨虫怎么办？

整天和螨虫在一起，真的是好危险呀，那我们要拿螨虫怎么办呢？让我们用一些绿色的办法来把它们消灭在萌芽中吧！

方法一：洗一洗，晒一晒

螨虫可是一个很神勇的小家伙哟，把它带到任何地方，它几乎都会"既来之，则安之"，而且特别喜欢在棉麻的织物上安下小家。所以我们的衣服一定要勤换洗，每隔两周左右可以用热水清洗一次床上的物品，而且最好不要在卧室里铺地毯，家里也不要摆一些像挂毯、布艺之类招尘土的物品，很多螨虫就是跟着灰尘一起来到你家的呢！特别是小朋友，也不要总是抱着毛绒玩具玩哦。

方法二：通通风，透透光

螨虫喜欢潮湿、高温而且有灰尘的地方，它在这些地方不仅生活得很舒适，而且还会生很多小宝宝，所以我们要经常打开门窗，给家里通通风，让阳光进来，把屋子变干燥，特别是使用空调的屋子，更要常通风哦！

方法三：用湿布清洁

螨虫的尸体、分泌物或者排泄物会堆积在它生活的地方，如果打扫房间的时候，把灰尘弄得满天飞，那么它们就会跟着灰尘进入我们的支气管中，引起过敏发炎。所以在打扫卫生的时候，一定要用湿抹布或者特制的除螨布清理，不要让尘土飞扬哟！

方法四：远离你的小宝贝

爸爸妈妈可能在家里种了很多的花花草草，或者养着小狗狗小猫咪，不要只顾着漂亮可爱，也要注意藏在它们中间的螨虫哟！养花的肥料中有很多的螨虫和真菌，所以在上花肥的时候要把它埋在花盆中，这样不仅花草有了养料，螨虫也会因为不喜欢这个环境而减慢生长。

宠物可就更要注意了，小朋友不要总跟宠物过多地亲近，因为螨虫也很喜欢它，它毛茸茸的皮毛正是螨虫的好处所，所以一定要让爸爸妈妈多给小宝贝消毒、洗澡澡。

方法五：别储存过多食物

螨虫喜欢吃的东西可不只是皮屑哟，你爱吃的饼干、奶粉也是它喜欢的食品，而且你最喜欢的糖类也是它的最爱，如果你把它连食品一起吞进肚肚，那就会成为你生病的隐患，所以家里别储存太多的食品，而且也不要在床上吃东西哟！

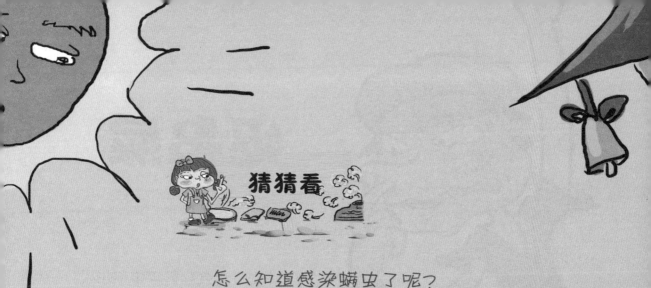

猜猜看

怎么知道感染螨虫了呢？

如果你与螨虫亲密接触，或者与感染螨虫的人接触的话，那么就有可能感染螨虫。

螨虫容易寄生在鼻子、额头、脸蛋等温度、湿度比较适合它生长和繁殖，皮脂腺又比较丰富的地方。

小朋友如果在出汗时、晚上睡觉时感觉鼻子、脸痒痒的，过段时间后就会出现黑头，那是螨虫的排泄物堵塞毛孔后风干变硬引起的。

然后毛孔就开始慢慢变粗，本来不干不油的脸蛋变成油油的了，这时候如果还不快快告诉爸爸妈妈带你去治疗的话，那就会让小脸蛋变得丑丑的了！

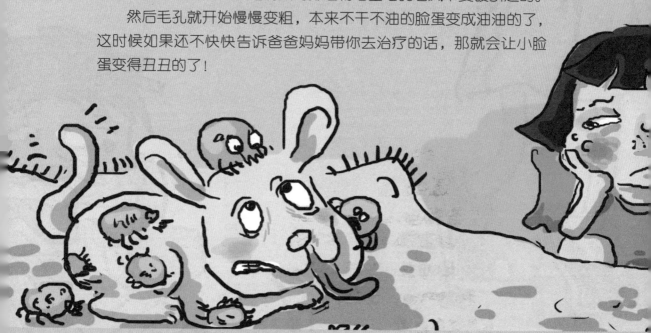

抠鼻屎

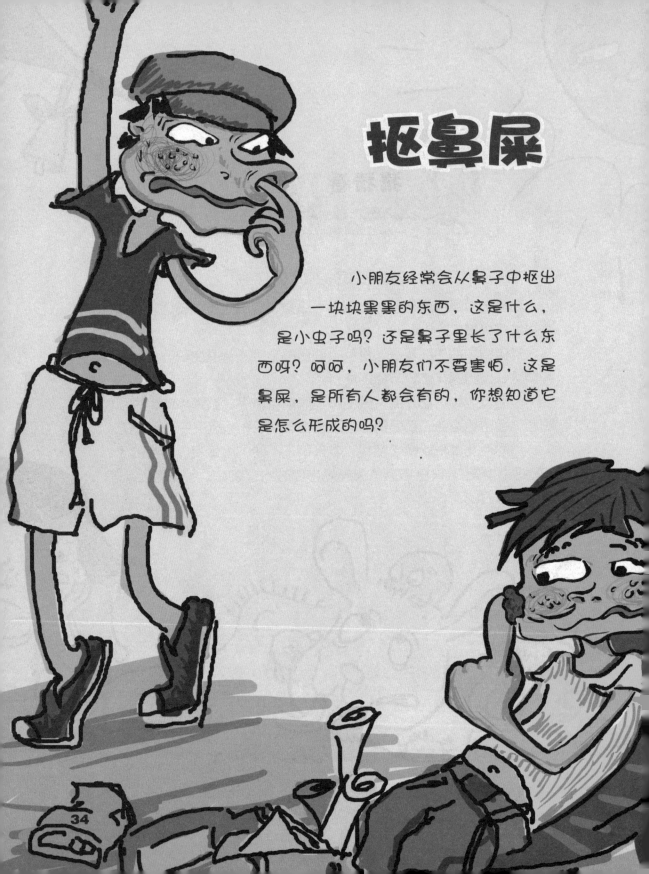

小朋友经常会从鼻子中抠出一块块黑黑的东西，这是什么，是小虫子吗？还是鼻子里长了什么东西呀？呵呵，小朋友们不要害怕，这是鼻屎，是所有人都会有的，你想知道它是怎么形成的吗？

鼻屎和鼻涕是一家人？

抠抠鼻子，会发现抠出好多恶心的小东西！难道这是鼻子里的小虫虫吗？这么难看，真让人不好意思呀！小朋友不要担心，这个小东西叫"鼻屎"，是每个人都会有的，在了解鼻屎之前，我们要先了解一下鼻涕！

鼻腔黏膜上有非常丰富的毛细血管，会分泌出一些黏性液体，这就是鼻涕。不过，鼻涕可是人的好帮手，它能湿润和加热吸进鼻子的冷空气，减少干燥空气对肺部的刺激。

一个人24小时正常呼吸期间，鼻黏膜会分泌大约1000ml的鼻涕。小朋友也许会问，分泌这么多的鼻涕，可是我们平时并没有老流鼻涕呀！

你说对啦，哪里会有人整天拖着长鼻涕的呢？正常分泌的鼻涕，是被人自己"吃"掉了！

呵呵，好恶心哟！但这是事实呀！在这1000ml鼻涕中，其中大约有700ml的鼻涕用于提高吸入空气的湿度，少部分鼻涕参与了鼻腔的自我清洁，在鼻纤毛摆动的带动下向后流入咽部，被我们自己吞了下去。

说完鼻涕，再来说说鼻屎。平时正常呼吸时，鼻涕会与鼻腔吸入的大量灰尘结合，由于鼻腔有一定温度，空气干燥，鼻涕发生干化，就形成小朋友不喜欢的鼻屎！

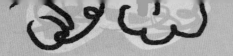

可以不长鼻屎吗?

鼻屎就是干后的鼻涕。我们如果不想长鼻屎,要怎么办呢?其实不让鼻涕干掉不就可以了!那要怎么做呢?

在天气干燥时,每天洗脸时先湿润一下鼻腔,如果天气特别干燥,那我们可以用小棉签蘸一些没有刺激的油脂,像凡士林、绵羊油、石蜡油等,把它涂抹在进鼻孔的周围位置,一天可以抹三四次,特别是在起床后和睡觉前,这样可以让鼻腔保持湿润。

在室内放一个加湿器,或是晚上在室内放一盆清水,可以增加室内湿度,尤其是冬季更要这样做。每天让室内空气保持一定的湿度,这样人呼吸的空气也是湿润的,就不会产生很多鼻屎了!

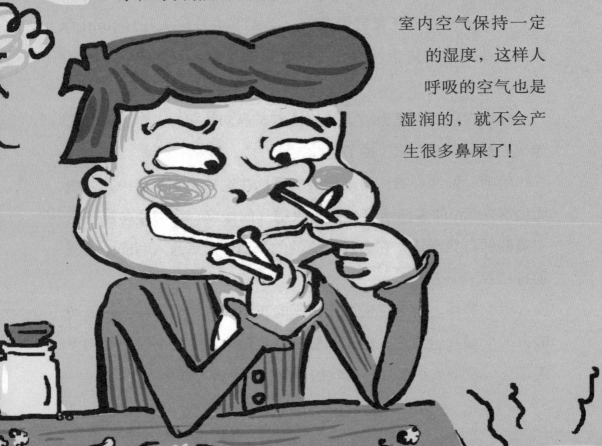

可以用手挖鼻屎吗?

人都不喜欢鼻屎,这不是它长得好不好看的问题,而是它总会让鼻子发痒,变得很干,有时甚至连呼吸都觉得不痛快!这时当然会挖一挖鼻孔,把讨厌的鼻屎拽出来清理掉才痛快。呵呵,千万不要这样做哟!这可是最不雅观最不文明的做法,而且还有一定的危险呢!

小朋友,看看你的指甲中都藏着什么呀?看着十分干净的指甲缝中,其实藏着很多病菌。如果你抠挖鼻屎,那些污垢和细菌乘机进入鼻腔,就会引起很多呼吸道疾病。如果你的指甲较长,在反复挖鼻孔时容易伤害到鼻腔黏膜,这样会把鼻子挖出血来,病菌就会顺着伤口进去,有时会导致更严重的感染,危及生命!

怎么清理鼻屎呢?

小朋友一定会觉得很困惑,有鼻屎却又不让随手挖,那怎样才能清理干净呢?现在我们来讨论怎样清理鼻屎!

如果鼻屎较多,可把一个小棉签轻轻塞到

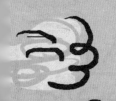
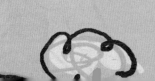
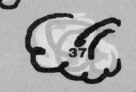

37

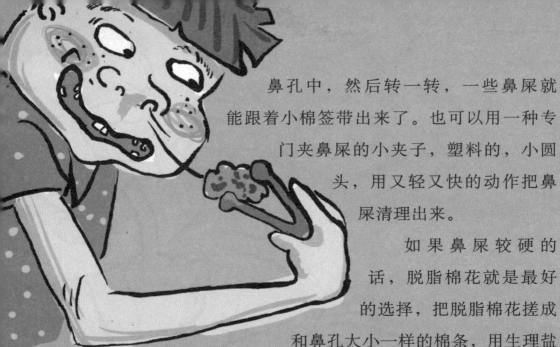

鼻孔中，然后转一转，一些鼻屎就能跟着小棉签带出来了。也可以用一种专门夹鼻屎的小夹子，塑料的，小圆头，用又轻又快的动作把鼻屎清理出来。

如果鼻屎较硬的话，脱脂棉花就是最好的选择，把脱脂棉花搓成和鼻孔大小一样的棉条，用生理盐水、鱼肝油或冷开水浸湿后放入鼻孔里，待鼻屎湿润稀释后，再用干净的小棉签轻轻将鼻屎带出来就可以了。不过，这些办法小朋友最好是在爸爸妈妈的陪同下进行。

如果你发现自己的鼻屎忽然变多，那也许就是感冒了，或是鼻黏膜受感染发炎了，但这时也不要害怕，要让爸爸妈妈带着你去医院做详细检查！

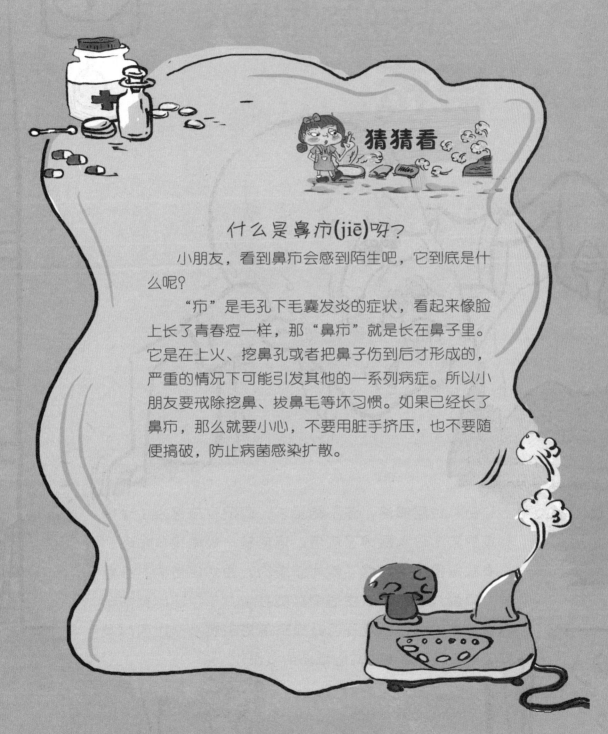

猜猜看

什么是鼻疖(jiē)呀？

小朋友，看到鼻疖会感到陌生吧，它到底是什么呢？

"疖"是毛孔下毛囊发炎的症状，看起来像脸上长了青春痘一样，那"鼻疖"就是长在鼻子里。它是在上火、挖鼻孔或者把鼻子伤到后才形成的，严重的情况下可能引发其他的一系列病症。所以小朋友要戒除挖鼻、拔鼻毛等坏习惯。如果已经长了鼻疖，那么就要小心，不要用脏手挤压，也不要随便搞破，防止病菌感染扩散。

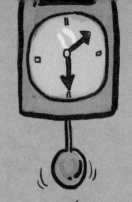

令人不好意思的 痔疮

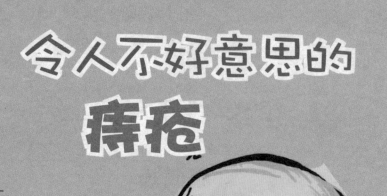

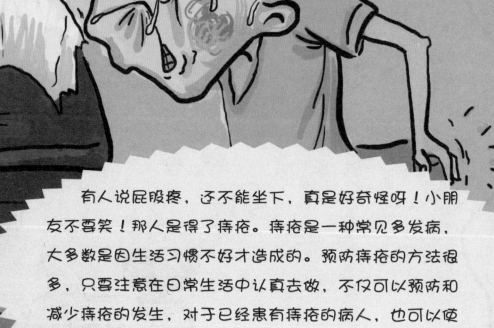

有人说屁股疼，还不能坐下，真是好奇怪呀！小朋友不要笑！那人是得了痔疮。痔疮是一种常见多发病，大多数是因生活习惯不好才造成的。预防痔疮的方法很多，只要注意在日常生活中认真去做，不仅可以预防和减少痔疮的发生，对于已经患有痔疮的病人，也可以使其症状减轻，减少和防止痔疮的发作。

什么是痔疮？

　　人们提到痔疮，总觉得有些害羞。因为患病的位置让人觉得不好意思。

　　肛门是一个人体器官，是人排便的通道门。而人体排便，是极正常的生理功能。痔疮是一种慢性疾病，是因直肠底部及肛门黏膜的静脉丛发生曲张，形成一个或多个柔软的静脉团。

　　因痔疮生长的位置不同，有外痔和内痔之分。内痔是长在肛门管起始处的痔，如果膨胀的静脉位于更下方，几乎是在肛管口上，这种曲张的静脉就叫外痔。无论内痔还是外痔，都可能发生血栓。在发生血栓时，痔中的血液凝结成块，从而引起疼痛。

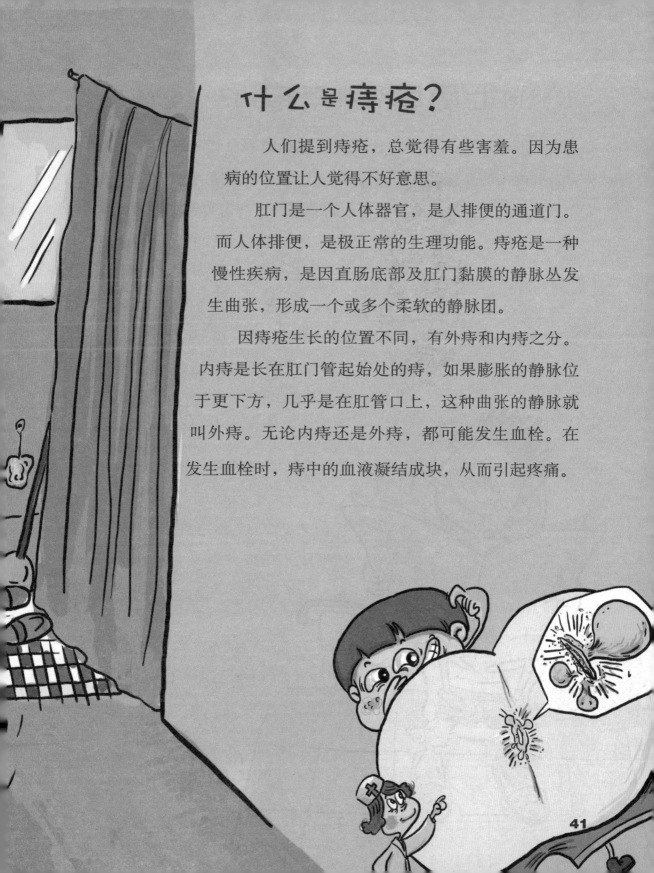

长时间 上厕所会得痔疮 吗?

一般原因是人们排大便时，血液会顺着血管在肛门一带集合，肛门内的血管就会受到压力而迅速膨胀，使肛门变得很柔软而且有弹性，这样那些又粗又硬的粪便就不会伤害到肛门。便排完了，站起身来，肛门周围的血液大军就会撤退，回到原来的岗位上，本来胀得饱满的血管也恢复成原来的样子。

如果上厕所的时间过长，血管总是处于膨胀的状态，再加上时间一长，静脉团形成了，那些聚在血管周围的黏膜也加厚，慢慢地就会长一个小肉缀的样子跑到肛门外边，或者挤在肛门口，就形成了痔疮。

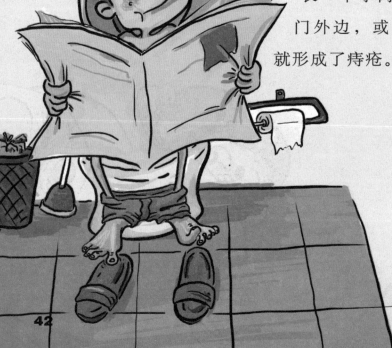

什么样的人会得痔疮呀?

痔疮很疼,会让人坐立不安,那什么样的人会得痔疮呢?

一般来说,女性得痔疮的概率要比男性大得多,像那些总是站着、坐着的人,如司机、厨师等最爱得痔疮,还有一些怀孕的妈妈,也是痔疮的高发人群!

有些人因为工作压力大,作息时间不规律,大便总是"拉"不出来,或者一坐在马桶上就看书,这样在马桶上待得时间长了,血管充血时间过长,就容易得痔疮!

痔疮怎么预防呢?

痔疮那么痛苦,我们得想个办法防着它点儿,那该怎么做呢?

最根本的方法就是不要长时间地坐着、站着、走着,而且要保持开心,不要动不动就发火。具体来说,一般一天要排一次大便,而且不要在排便时看书,也不要使蛮劲儿,特别是每次排便

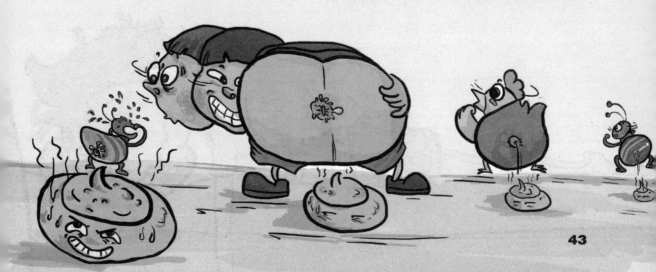

不要超过5分钟，一定要觉得大便是滑溜溜地出来的才可以。便后洗一洗肛门，不要用不干净的手纸擦屁股！

如果觉得排大便很费力气了，那就要注意调节一下饮食，可以多吃一些纤维高的食物，特别是爷爷奶奶，要劝他们多吃些杂粮，不要吃辛辣食品和容易上火的食品，这样才不会便秘。

高血压、动脉硬化、心脏病等疾病也会诱发痔疮，所以要及时采取措施，不要病上加病。

得了痔疮怎么办呀？

如果真的得了痔疮，那也不要慌张，多做些运动，不要长久地站着、坐着，也要调节一下自己的饮食，让大便通畅。勤洗屁屁，勤换内裤；坐浴及熏洗肛门也是有效的防治方法，既清洁肛门，又改善了局部血液循环。痔疮患者可以经常以热水熏洗、坐浴肛门，这样一两周后，痔疮自己便回去了。

如果痔疮已经长出肛门外，已出血或者疼得受不了，这时候就不能怕羞，要赶快去医院治疗！

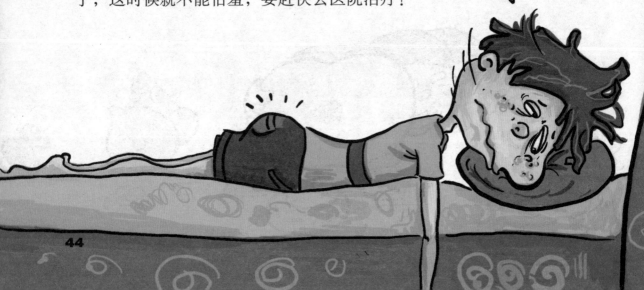

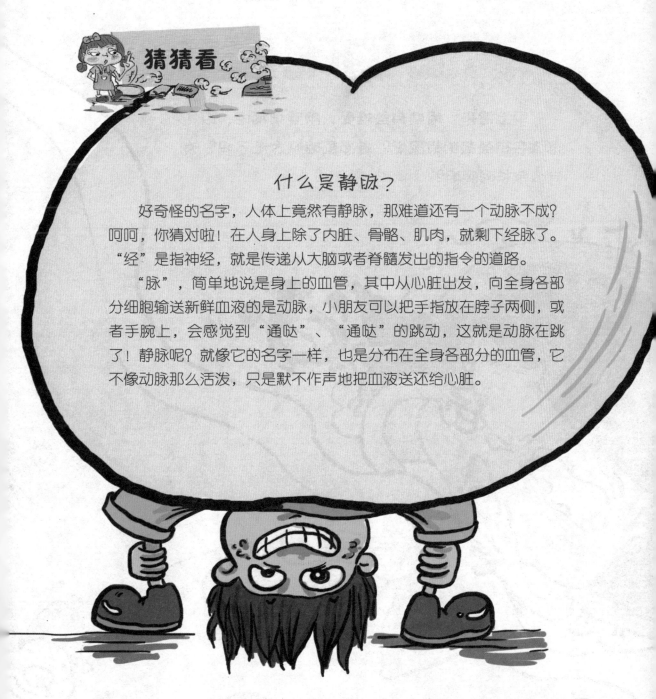

什么是静脉?

好奇怪的名字,人体上竟然有静脉,那难道还有一个动脉不成?呵呵,你猜对啦!在人身上除了内脏、骨骼、肌肉,就剩下经脉了。"经"是指神经,就是传递从大脑或者脊髓发出的指令的道路。

"脉",简单地说是身上的血管,其中从心脏出发,向全身各部分细胞输送新鲜血液的是动脉,小朋友可以把手指放在脖子两侧,或者手腕上,会感觉到"通哒"、"通哒"的跳动,这就是动脉在跳了!静脉呢?就像它的名字一样,也是分布在全身各部分的血管,它不像动脉那么活泼,只是默不作声地把血液送还给心脏。

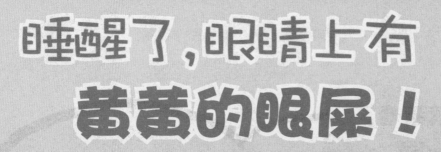

睡醒了，眼睛上有
黄黄的眼屎！

早上醒来，眼睛有些难受，用手揉揉吧，呀！怎么会有黄黄的眼屎呢？难道是眼睛太脏了吗？为什么会长眼屎呢？

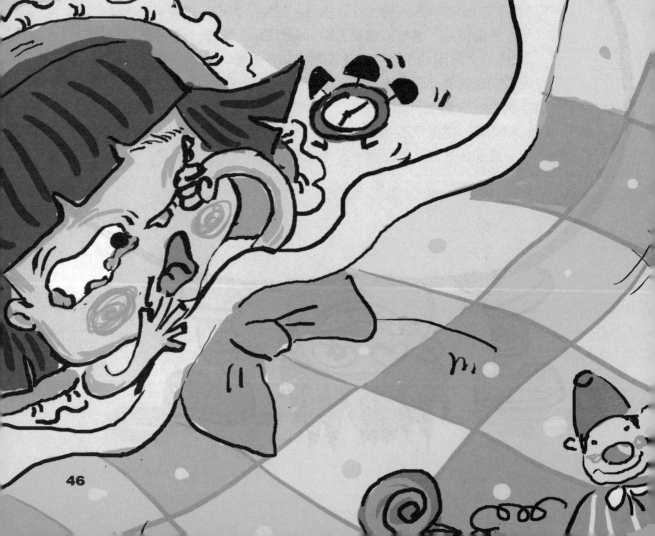

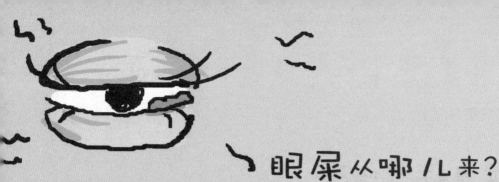

眼屎从哪儿来?

　　好难为情，有时眼角总会流出些黄黄的东西，黏糊糊的，真难受！人们都说那是眼屎，小朋友一定很不喜欢它。你知道眼屎是从哪儿来的吗?

　　人眼睛的构造十分复杂，眼皮看着没什么，但里面有一个像软骨一样的"睑(jiǎn)板"，在睑板里整齐有序地排列着许多睑板腺，开口在眼皮边缘、靠近眼睫毛的地方，睑板腺会分泌一种像油脂一样的液体。

　　白天，随着眼皮的眨动，这些油脂就被涂到眼皮边上，滋润眼睛的眼泪就会被留在眼睛中，不会流出来，使眼睛变得水汪汪、亮晶晶的！同时也防止汗水流入眼睛中。

　　晚上，我们入睡了，睑板腺的活动也没有停止哦，它还在一刻不停地分泌着油脂。但我们的眼皮却闭上了，这样油脂便积累起来，混合着白天进入眼睛中的灰尘和泪水中的杂质，跑到眼角，干燥后就变成眼屎了。

有眼屎是病了吗？

正常的情况下，人都是会有眼屎的，这根本就不是什么病。但眼屎突然增多了，甚至早晨你醒来的时候，都把睫毛粘在一起了，眼睛睁开都困难，这样可就要注意啦，这可能是你最近有些上火。眼睛是心灵的窗户，你身体的变化也会反映在眼睛上。因

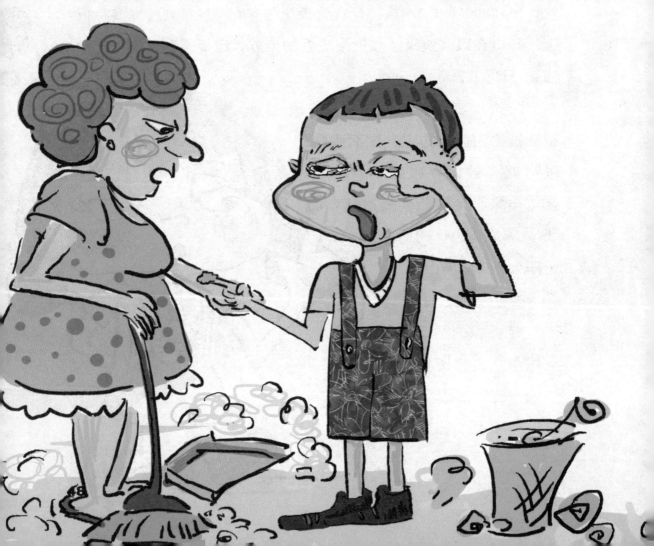

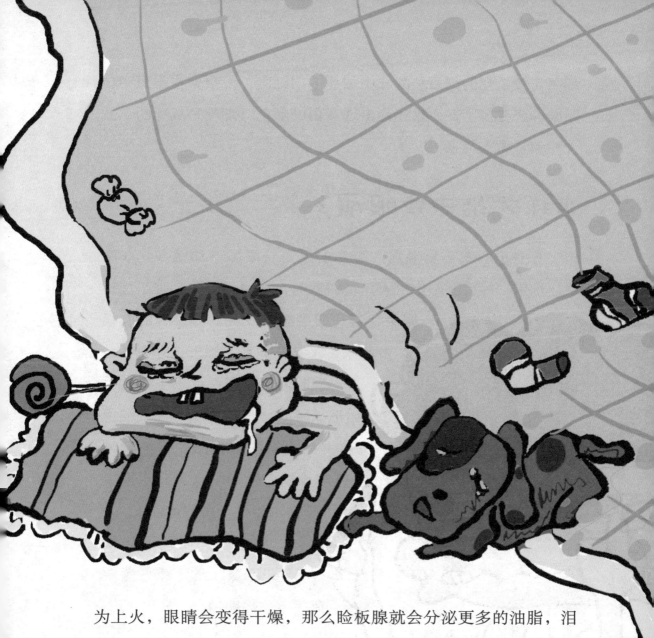

为上火，眼睛会变得干燥，那么睑板腺就会分泌更多的油脂，泪腺也会分泌更多的泪水，到了晚上，这些一起聚在眼角，眼屎就会变多了！

　　还有更严重的情况，眼屎多也可能是因为眼睛病啦！当眼睛受到病菌感染时会产生炎症反应，眼睛中的各种"腺"就会分泌很多东西，血液中的白细胞也会聚到眼睛周围，来杀死这些炎症细菌，被杀死的细菌和战斗中战死的白细胞，都会聚在眼屎中，眼屎就会变多了，而且还会出现黄白的颜色，那就是战死的"敌人"和"勇士"哦！

怎样才能去掉眼屎？

有些小朋友不爱喝水，容易上火爱长眼屎，那就多吃些蔬菜、水果，尽可能防止上火。玩游戏时，你也不要用小脏手乱揉眼睛，避免眼睛感染发炎。如果真的有很多眼屎，又粘在睫毛上该怎么办呢？

这时候不要用手或不干净的手帕擦拭眼睛，也不可以与别人混用脸盆、毛巾等洗浴物品。用消毒纱布和小棉签蘸上一点点开水或生理盐水擦拭干净就可以了。

如果因为眼病而生出很多眼屎，那最好去医院请医生来帮助治疗。

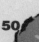

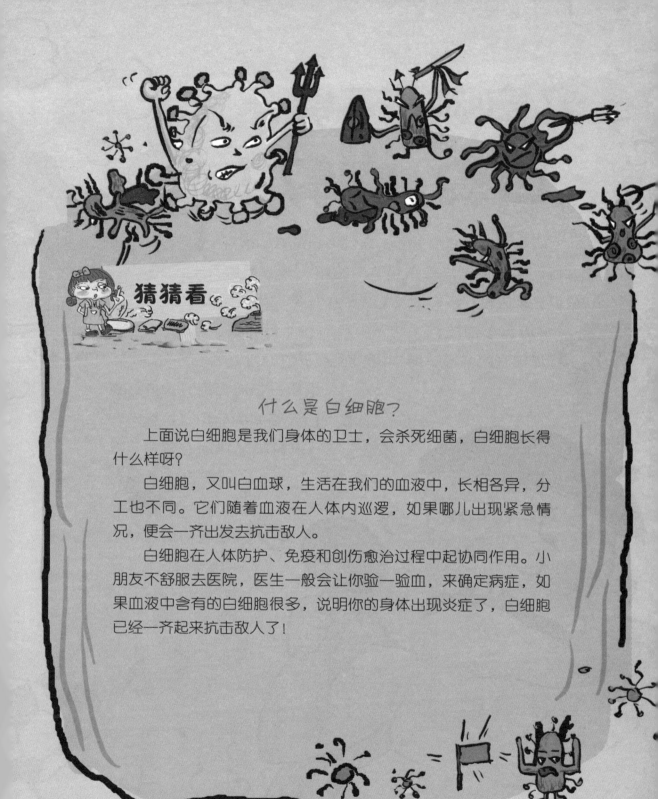

什么是白细胞？

上面说白细胞是我们身体的卫士，会杀死细菌，白细胞长得什么样呀？

白细胞，又叫白血球，生活在我们的血液中，长相各异，分工也不同。它们随着血液在人体内巡逻，如果哪儿出现紧急情况，便会一齐出发去抗击敌人。

白细胞在人体防护、免疫和创伤愈治过程中起协同作用。小朋友不舒服去医院，医生一般会让你验一验血，来确定病症，如果血液中含有的白细胞很多，说明你的身体出现炎症了，白细胞已经一齐起来抗击敌人了！

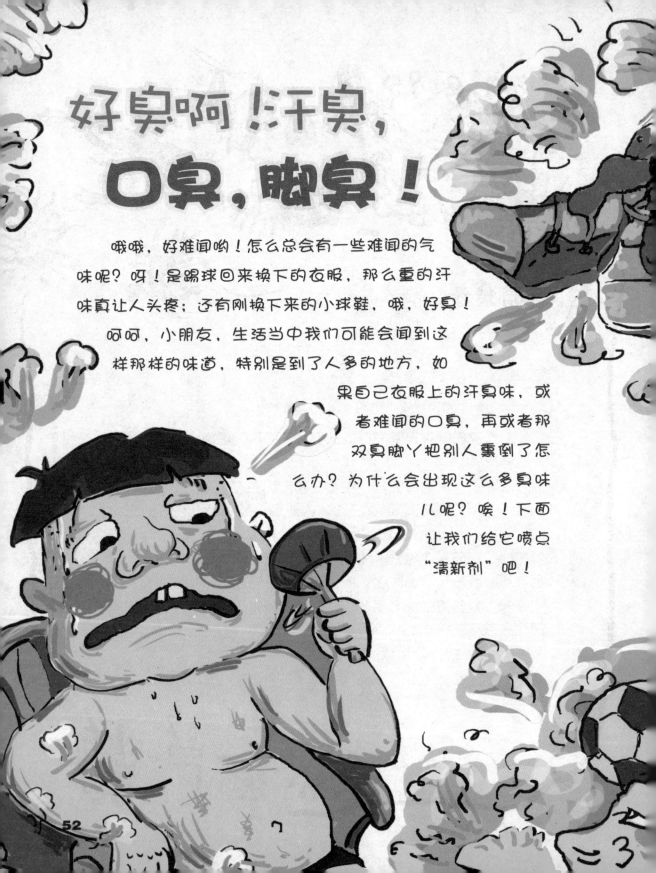

好臭啊！汗臭，
口臭，脚臭！

哦哦，好难闻哟！怎么总会有一些难闻的气味呢？呀！是踢球回来换下的衣服，那么重的汗味真让人头疼；还有刚换下来的小球鞋，哦，好臭！

呀呀，小朋友，生活当中我们可能会闻到这样那样的味道，特别是到了人多的地方，如果自己衣服上的汗臭味，或者难闻的口臭，再或者那双臭脚丫把别人熏倒了怎么办？为什么会出现这么多臭味儿呢？唉！下面让我们给它喷点"清新剂"吧！

为什么会闻到气味?

　　小朋友用小鼻子闻一闻，就知道饼干大概放在什么地方，或者妈妈把好吃的香肠藏在什么地方。为什么鼻子能闻出各种气味呢?

　　鼻子联结脑神经，有一个嗅觉中枢，在两个鼻孔后面的鼻腔里面，每一边的鼻腔顶部都有一个嗅觉区，布满了对气味敏感的嗅觉细胞。

　　每种东西都有它独特的气味，这些气味被吸入鼻内，经过嗅觉区，与嗅觉细胞接触，受刺激的嗅觉细胞就会能通过嗅神经、嗅球、嗅束一系列的反应，马上告诉大脑的嗅觉中枢，大脑就会立刻判断现在闻到了什么气味。

　　一般正常的情况下，人的鼻子能辨别4000种不同的气味，而且有趣的是，女性的嗅觉比男性的更厉害，狗的嗅觉比人更厉害!

　　不过，人如果长时间只闻一种气味，那么大脑中的嗅觉中枢就会习惯了，没了刺激它就变得消极怠工，所以人总是闻不到自己家中特有的味道，可是别人却闻得到，而且人如果长期生活在一个有气味的环境中，嗅觉也会变得迟钝。

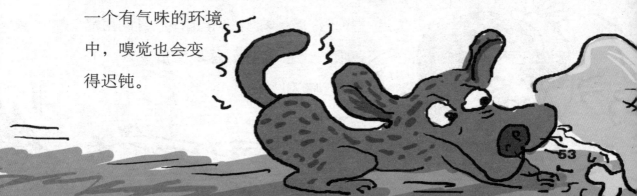

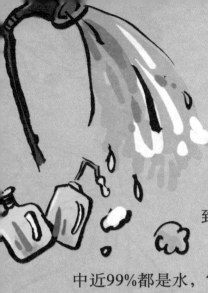

一身的汗味怎么这么臭？

在夏天，总能闻到汗臭味儿，太烦人了，到底那一身的汗味是怎么形成的呢？

汗臭可不是因为汗水而臭的哟！人的汗水中近99%都是水，它是为了帮助我们身体散热，调节体温才会冒出来的。

那为什么出汗后会有汗臭味儿呢？这是因为汗里还含有脂肪、蛋白质等物质，当我们大量出汗时，水被蒸发掉，这些物质就会留在体表，而这些物质刚好是细菌的"美食"，所以很多细菌便聚过来开始分解这些物质，那种难闻的汗味儿是细菌分解这些物质的时候，所产生的氨和脂肪酸等物质散发出来的。

特别是夏天或者运动后，大量的汗水冒了出来，汗臭就达到了最高点，这时候我们要怎么办才能消除这种臭味儿呢？

有些人就开始用上了香水，想用香水的味道来把汗味儿盖过去。其实这样不仅盖不过去，还会加重产生怪味儿。所以我们只有勤洗澡，尽量穿棉、麻材质的浅色衣物，这样有助于身体散热，汗水也就少了。小朋友去外面玩之前，也可以选用一些止汗露、爽身粉等止汗爽身的用品哦，让自己身上总是清清爽爽、香喷喷的！

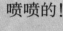

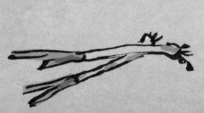

54

哦，怎么脚这么臭呀？

汗臭最突出的就是脚臭！有的人脚臭得厉害，不敢脱掉鞋子，怕会把人熏跑！特别是上完体育课后，教室如果不开门的话，天啊，那个味道简直进不去人哟！为什么脚会这么臭呢？

那是因为袜子和鞋把脚裹得严严实实的，汗水本来就会发出汗臭味儿，再加上鞋袜这么一捂，空气不流通，脚心又特别容易出汗，汗水又蒸发不了，脚底最外面的角质层就会膨胀起来，变成了细菌爱吃的甜点，所以这时细菌就更容易分解，产生臭味，那个臭味会变得很浓很浓！

小朋友们在选择鞋袜时，一定要注意选择透气、吸汗的！鞋袜要常换常洗，常在阳光下晒一晒，不要把你的鞋袜变成细菌的乐园哟！

如果小朋友的脚特别爱出汗，更要坚持经常洗脚，保持脚的卫生，可以在脚上抹些止汗露、爽身粉，保持小脚丫的干燥。

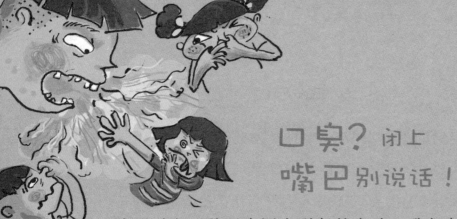

口臭？闭上嘴巴别说话！

除了以上两种因为汗水引起的臭味，我们与人聊天的时候，也会闻到一些臭味，仔细一闻，天啊！竟然是从他的嘴里发出来的，这是怎么回事儿？为什么人嘴里会有这么难闻的味道呢？

人们说话时从嘴里发出带有难闻味道的气体，就是口臭，它生成的原因有很多哟！有些人特别喜欢吃辛辣的食物，或者看到喜欢的食物就使劲地吃，因为食物积聚在胃里消化不良，这些东西就会从嘴里散发出气味，这时可以吃一些助消化类的家庭常备药，如酵母片、消食片等。

有些口臭是因口腔疾病引发的，比如口腔溃疡、龋(qū)齿等，爱吃甜食的小朋友，吃完东西一定要刷牙，不然那些食物的残渣留在牙齿上，发酵变质，嘴里就会呼出臭味了！

有些口臭是暂时的，比如刚吃了葱、蒜等食物，口腔内会产生气味。这些气味也是人们不喜欢的，如果吃过这些东西，在出门之前一定要刷牙哟！

还有些口臭是体内疾病造成的，也许是体内病变的信号，所以小朋友如果发现口臭长时间不改变，而且又不是上面所说的原因，那就一定要告诉爸爸妈妈带你去医院哟！

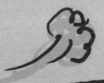

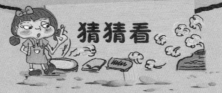
猜猜看

汗水为什么可以调节体温呢？

虽然小朋友不喜欢汗水，但是它对我们人体的作用可是很大的哦。它可以滋润我们的皮肤，而且它从毛孔里出来的时候，还可以把人体中一些有毒物质、废物带出来。它还有一个很重要的作用就是调节体温。

夏季，外界的温度升高时，皮肤就会感觉到热，这时候汗水就会沿着毛孔排出来。汗液有90％都是水分，汗出来后要蒸发，水在蒸发成水蒸气的时候就会吸收热量，这样，汗水在蒸发的时候就会把皮肤上的热量带走，我们皮肤的温度就降下来了，所以汗腺有"人体天然空调器"的称号。

如果特别热而又不能出汗的话，热散不出去，这时皮肤温度升高，体内温度也会跟着升高，人就会发生呕吐、眩晕等中暑的现象哟！

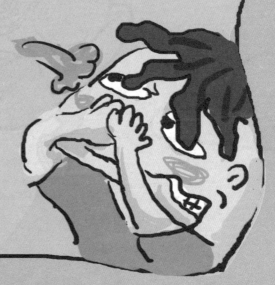

吃坏东西啦，
我要吐！

一大桌美味好吃的东西，啪啦啪啦地全吃进去啦！怎么突然觉得不舒服呢？感觉肚子里的东西一个劲儿地往上顶，不行，好像要吐！这是怎么回事儿呀？难道那些东西在肚子里打架了吗？要吐了，好难受，怎么办呀？小朋友，我们快想想办法吧！

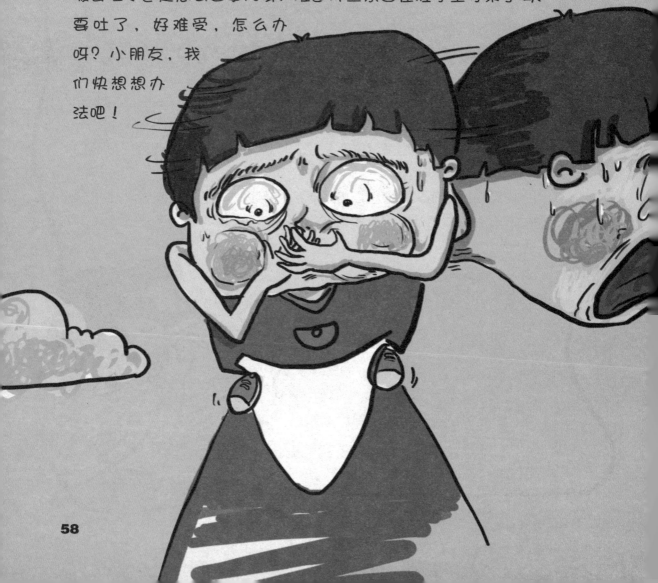

呕吐是什么?

有时我们不小心吃了变质的东西,或者吃得太多,都会想吐,而且呕吐时很难受,仿佛要把胃吐出来一样!小朋友,你经历过吗?知道什么是呕吐吗?

呕吐是将吃进胃里的东西,反流到食管里,然后从嘴里吐出来的一种反射动作。一般情况下,呕吐会经过恶心和干呕两个过程,如果吃进去的东西胃不适应,它就会反抗,在搅拌食物的过程中,食物从胃的进口又被挤出来到了食管里,这时候你就会感觉到特别难受,也就是我们常说的"恶心"。

胃里的食物被消化得差不多,反流进食管的食物重新流进胃里,这时候恶心的症状就会消失,你会觉得舒服很多。但是如果出现了"干呕"的症状,这是在把食管中的气排出来,下边所要紧跟的就是"呕吐"了,那些反流没有消化的食物就从嘴里冒了出来。

当然,也有些呕吐是没有过程的。

为什么要呕吐?

人的胃像一个动力机器,无时无刻地都在运动,当你吃完东西后,它就像一个搅拌机一样,开始把食物和胃液搅拌,这样食物被搅拌后开始进入小肠。

当吃进的食物太杂或变质时，胃窦与幽门区就会收缩关闭，胃就会把食物向反方向推动，胃体和胃底的张力减小了，贲(bēn)门开放，食物进到食管，膈肌和腹肌突然收缩，腹部的压力一下子变大了，所以那些食物通过食道、咽部钻出来，有时呕吐得太厉害，胃中已消化的食物也会被吐出来！

一般的呕吐，是因为我们咽下去的食物对身体有害，或者胃不适应造成的，从这点来说，呕吐是我们身体的一个条件反射，对人体有一定的保护作用，吐出来后就会觉得舒服很多。

如果吐得特别厉害，那有可能是病症，剧烈的呕吐还会引起脱水、电解质紊(wěn)乱等并发症。

如果呕吐怎么办？

如果小朋友呕吐了，可以先小口地喝点水，往下压一压，千万不要大口使劲儿喝水哟！可以喝一些口服的补盐液，这样对腹泻和呕吐都有好处。

有时吃一些含有蓖(bì)麻油工镁盐等药品时，也会引起恶心、干呕，甚至呕吐，这时可以先吃一块冰糖，让药物的条件反射转移一下，特别是小朋友吃药时，可以用一用这个方法。

如果是胃寒、胃胀，可以喝一些红糖姜水或者竹绒水，起到暖胃的作用。

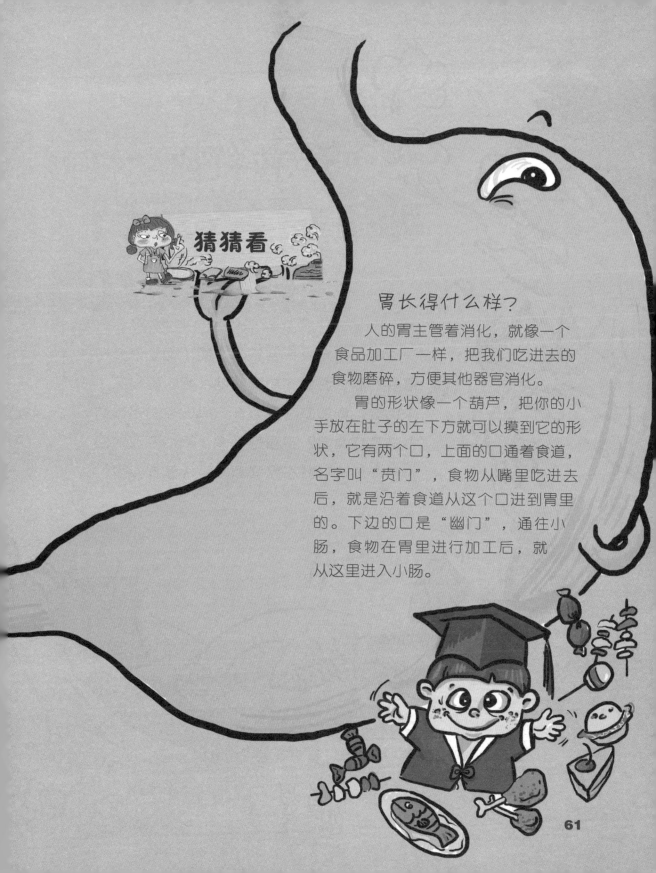

猜猜看

胃长得什么样?

人的胃主管着消化,就像一个食品加工厂一样,把我们吃进去的食物磨碎,方便其他器官消化。

胃的形状像一个葫芦,把你的小手放在肚子的左下方就可以摸到它的形状,它有两个口,上面的口通着食道,名字叫"贲门",食物从嘴里吃进去后,就是沿着食道从这个口进到胃里的。下边的口是"幽门",通往小肠,食物在胃里进行加工后,就从这里进入小肠。

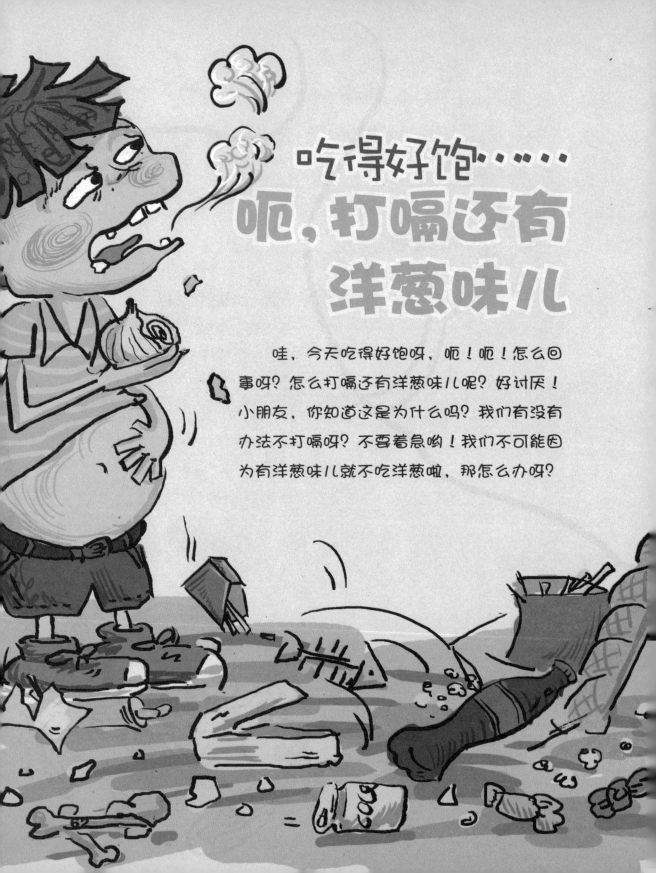

吃得好饱……
呃，打嗝还有
洋葱味儿

　　哇，今天吃得好饱呀，呃！呃！怎么回事呀？怎么打嗝还有洋葱味儿呢？好讨厌！小朋友，你知道这是为什么吗？我们有没有办法不打嗝呀？不要着急哟！我们不可能因为有洋葱味儿就不吃洋葱啦，那怎么办呀？

为什么会打嗝？

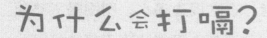

　　小朋友，你打过嗝吗？呵呵，每个人都会打嗝吧，特别是在吃饱之后。当你还是小宝宝的时候就会打嗝啦！而且打嗝时还会把奶水吐出来。

　　有时候忍不住打个嗝，惹得别人哈哈大笑。人为什么会"打饱嗝"呢？其实打嗝是正常生理现象哟，不仅成人要打嗝，连小宝宝没出生在妈妈的肚子里时也要打嗝，而且一些小狗、小猫等小动物也会打嗝哟！

　　在胸腔和腹腔之间有个厚厚的肌肉膈膜，它的形状像一顶帽子，把胸腔和腹腔隔开，这就是"膈肌"。隔肌上也有一些神经系统和血管，当我们吃得过饱时，胃会变大顶到膈肌，膈肌受到刺激，通过神经系统传给大脑，大脑马上下达"打嗝"的指令，膈肌就开始阵发性或者痉挛性地收缩，这就是常说的"打嗝"！

打嗝怎么停不了？

　　一般情况下，打嗝过一会儿就会停止。但有人会不停地打嗝，而且还有规律节奏，不管你在做什么，即使是睡觉也会一个劲儿地打嗝，这种打嗝是"呃逆"。

吃饭太猛，边吃饭边喝水，刚刚喝了热咖啡或者茶……这些情况都有可能让你不停地打嗝。

一般是忍一会，尽量憋住气，再做几个深呼吸，就会恢复正常。

如果是一个劲儿地打嗝，你可就得重视了，因为连续不停地打嗝，膈肌不断痉挛性收缩，可能会引起食管黏膜撕裂而导致消化道出血！

有时候打嗝不停，胃里发出"咕噜、咕噜"的声音，还有一些异味，那表示你身体不正常，比如有苦味，那是你体内胆汁分泌过多了；如果有腐烂的味道，那是食物长时间以糊状形式在胃里的缘故，这时，你要赶快去医院检查，因为你有可能生病啦！

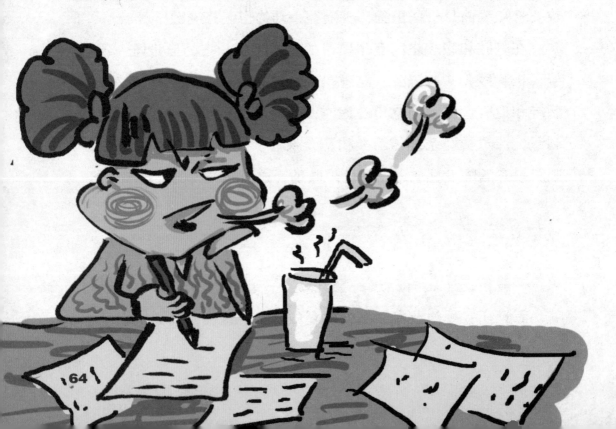

打嗝怎么办？

如果出现了一般的打嗝，我们没有必要去医院，自己治疗一下就可以了，那有什么好办法来止住打嗝呢？

最常用的方法就是分散注意力，打嗝后如果你很紧张，那么只会越打越厉害，你可以放松一下，然后深吸一口气，憋住，时间越长越好。然后再呼气，反复去做几次，这样你的隔肌就可以休息一下，打嗝自然就停止啦。

也可以喝点热水，喝一大口，分几次咽下。如果没有较热的水，也可以用弯腰喝水的方法，把温水放在桌面上，弯下腰，用双手将杯子夹起，喝几口温开水，慢慢咽下。然后保持这个姿势1～3分钟，打嗝也会停止。因为胃离膈肌很近，弯腰时就可以离隔肌更近，水是温暖的，这样就可以让膈肌变暖放松，不再痉挛。但是一定要注意的是水要分小口咽下，不能大口喝哟。

如果打嗝总也止不住，身体开始出现其他难受的症状，就要去医院检查了，特别是像爷爷奶奶这样年迈的老人。

打嗝可以造假吗？

朋友，你有没有这样的经历呢？喝完一瓶可乐、雪碧等汽水时就会打嗝，而且还会有一些气从鼻子里钻出来。

这是因为平常的"饱嗝"大部分都是胃里进入了气体引起

的，而那些汽水都是富含二氧化碳的饮料，在喝这些饮料时，吸进人体的空气和溶解在饮料里的二氧化碳会同时排出体外，这样二氧化碳就会顺着你的小鼻子跑出来，你就会打几个"响当当"的饱嗝。

呵呵，自己制造的饱嗝是不是打得很过瘾呀？就是苦了小鼻子，总酸酸的！这样的

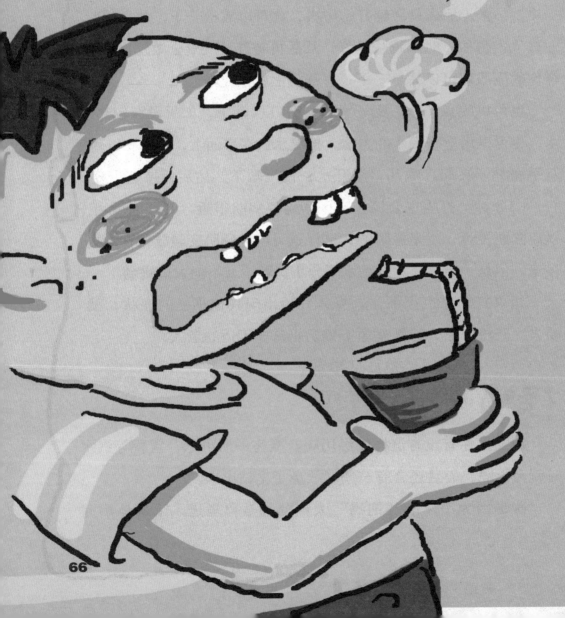

小游戏偶尔做做还可以，如果总来是很不好的，特别是家里来了客人的时候，你总打嗝可是不礼貌的哟！

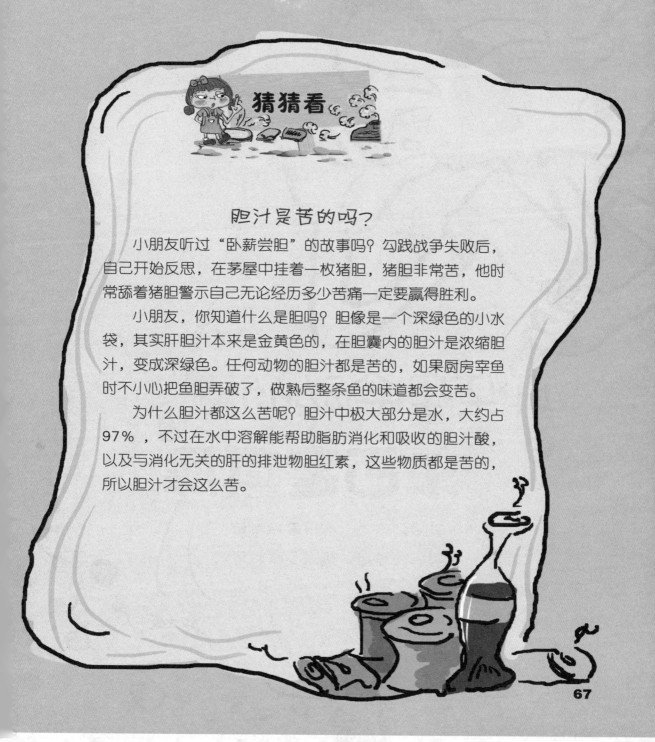

猜猜看

胆汁是苦的吗？

小朋友听过"卧薪尝胆"的故事吗？勾践战争失败后，自己开始反思，在茅屋中挂着一枚猪胆，猪胆非常苦，他时常舔着猪胆警示自己无论经历多少苦痛一定要赢得胜利。

小朋友，你知道什么是胆吗？胆像是一个深绿色的小水袋，其实肝胆汁本来是金黄色的，在胆囊内的胆汁是浓缩胆汁，变成深绿色。任何动物的胆汁都是苦的，如果厨房宰鱼时不小心把鱼胆弄破了，做熟后整条鱼的味道都会变苦。

为什么胆汁都这么苦呢？胆汁中极大部分是水，大约占97%，不过在水中溶解能帮助脂肪消化和吸收的胆汁酸，以及与消化无关的肝的排泄物胆红素，这些物质都是苦的，所以胆汁才会这么苦。

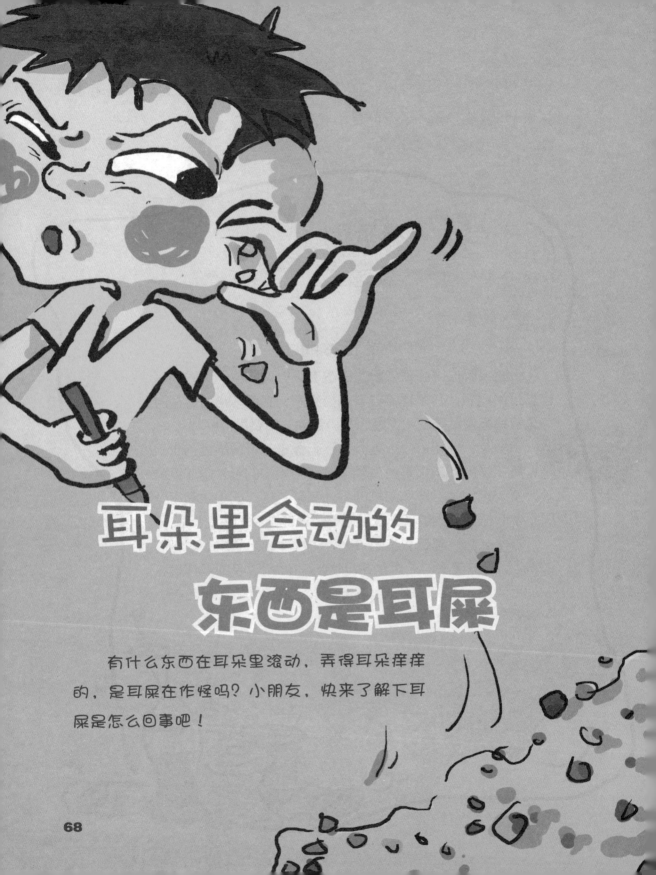

耳朵里会动的

东西是耳屎

有什么东西在耳朵里滚动，弄得耳朵痒痒的，是耳屎在作怪吗？小朋友，快来了解下耳屎是怎么回事吧！

什么是耳屎？

　　小朋友，爸爸妈妈有没有给你掏过耳朵呀？你一定见过那些黄黄的小片片吧，这就是"耳屎"，不过，它还有一个学名，叫"耵聍"，外国人又叫它"耳蜡"。

　　一般人的耳屎都是蜡质状呈淡黄色的干片片，少数人的耳屎呈油质状，有的块头比较大，比较硬，不管是什么样子，它们都生活在外耳道中，也就是我们常说的耳朵眼里。

耳屎是怎么形成的？

　　小朋友一定会很奇怪，怎么眼里会长眼屎，鼻子中有鼻屎，耳朵里还有耳屎呀，它是怎么形成的呢？

　　我们先来看一下小耳朵吧！小朋友们摸一摸耳朵，是由一些软骨组成的，耳道三分之一软骨地方的汗腺叫耵聍腺，它跟其他地方的汗腺不太一样，虽然构造相同，但耵聍腺的分泌物像熔化的蜡一样。耳道中也有皮脂腺，专门分泌一种油脂。这些蜡一样的耵聍腺分泌物混合着油脂，就在耳道的皮肤上形成了一层很薄的膜，这就是原始的耳屎。

原始屎有很大的黏性，一些皮肤碎屑和进入耳道的灰尘便被粘住，干燥后就形成了一块块淡黄色的疏松薄片一样的耳屎，堆在耳朵眼儿里。

不过有的人耵聍腺和皮脂腺分泌特别多，形成的原始耳屎呈棕黄色的油性黏稠物质，还没干燥就堆满了耳朵眼，有的甚至流了出来，人们叫它"油耳"，也就是软耳屎。

还有一些耳屎堆满了耳朵眼可是出不来，在耳朵眼儿里被风干了，慢慢地堵住小小的耳朵眼，甚至像石头一样硬，这就是"硬耳屎"。

这两种耳屎都不正常，如果出现一定要告诉爸爸妈妈，特别是硬耳屎。在洗澡时如果不小心耳朵进了水，耳朵就会发闷，会很疼哦！

有了耳屎可以挖吗？

有些人喜欢用牙签、火柴梗、笔芯之类的东西，在耳朵里挖来挖去，恨不得把耳屎掏得一干二净。你知道吗？其实耳屎是不用挖的，而且它是保护耳朵的"宝贝"呢！

耳屎不仅油乎乎的，而且味道很苦。当有些小虫子好奇进入我们耳朵时，耳屎就会给它们点颜色看看，先请它们尝尝苦苦的味道，如果小虫子还不听，继续往里闯的话，那油乎乎的原始耳屎就会把它黏住，让它们不能再动。

耳屎还有保护鼓膜的作用，有它在耳道中守护着，不管是小虫子、灰尘异物，还是水都没有办法进入，是我们耳朵里的守门员。

耳屎太多了就会在你侧身或着低头的时候自己掉出来，所以没有必要去掏。因为你用一些尖锐的东西去耳朵眼搅来搅去的话，有可能把柔弱的耳道弄出小伤口，引起细菌感染，诱发耳炎。最可怕的是，如果你一不小心把鼓膜捅破的话，那么有可能影响你的听力，甚至会变成聋子哟！

有了耳屎怎么办？

小朋友，如果你的小耳朵里耳屎不自己往外掉，在耳道中越聚越多，感到堵堵的时候，就告诉爸爸妈妈，让他们用正确的方法给你掏耳屎。

可以先用小棉签在外耳道入口处轻轻清理，一般情况下小棉签会把耳屎带出来，而且有棉花在外面包着，也不会伤到你的外耳道。

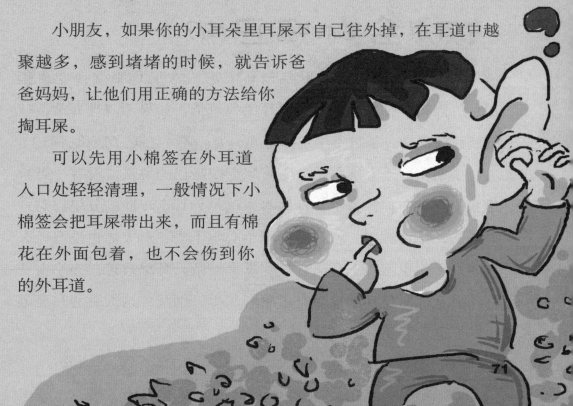

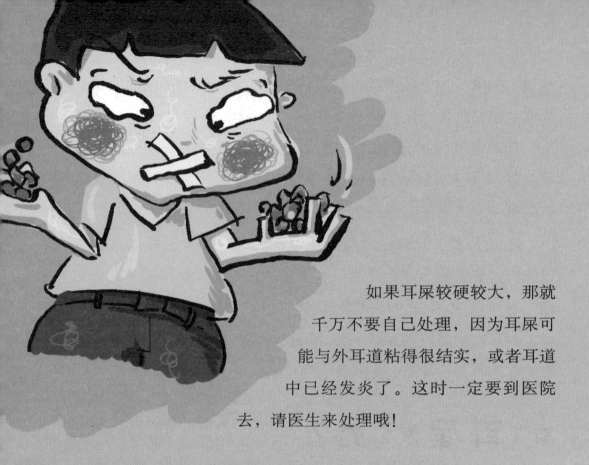

如果耳屎较硬较大，那就千万不要自己处理，因为耳屎可能与外耳道粘得很结实，或者耳道中已经发炎了。这时一定要到医院去，请医生来处理哦！

吃耳屎会变成哑巴吗？

常常听大人说："不要吃耳屎哟！吃了耳屎就会变成哑巴！"因此，许多小朋友觉得耳屎很可怕，如果不清理耳朵，让它自己掉出来，那它不一定掉哪儿，万一不小心吃了怎么办呀？

小朋友，千万别害怕！吃耳屎会变哑巴的说法，没有一点科学根据！现在你知道了，耳屎本来就是外耳道皮肤的分泌物黏合而成的，不含毒素，就算是一不小心吃下去，对人体也没有什么危害。但你也不能把耳屎直接往嘴里放哦，耳屎很苦，连小虫子都不喜欢，而且耳屎里面有皮屑、灰尘、细菌，这么脏的东西怎么能放进嘴里呢！

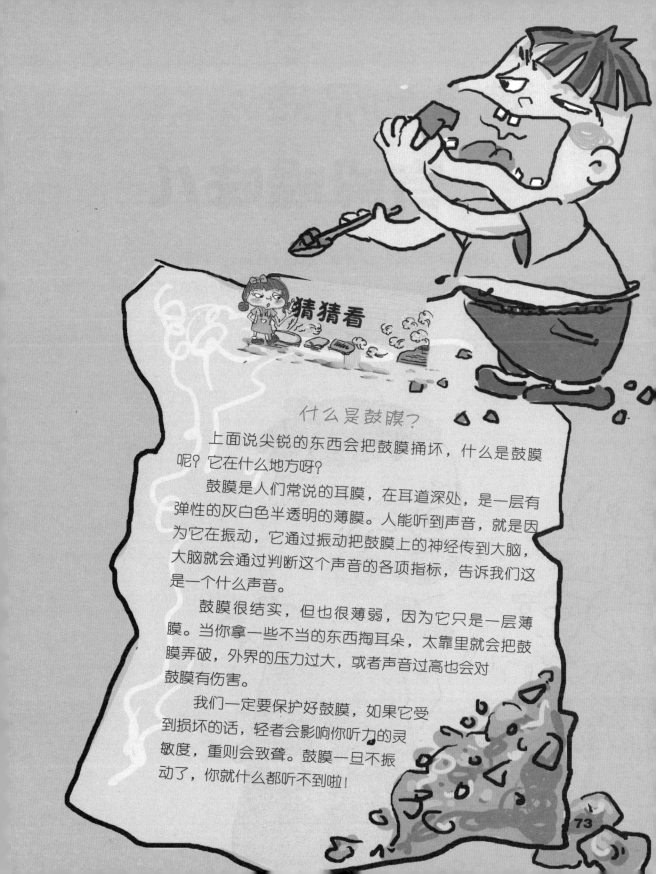

什么是鼓膜?

上面说尖锐的东西会把鼓膜捅坏,什么是鼓膜呢?它在什么地方呀?

鼓膜是人们常说的耳膜,在耳道深处,是一层有弹性的灰白色半透明的薄膜。人能听到声音,就是因为它在振动,它通过振动把鼓膜上的神经传到大脑,大脑就会通过判断这个声音的各项指标,告诉我们这是一个什么声音。

鼓膜很结实,但也很薄弱,因为它只是一层薄膜。当你拿一些不当的东西掏耳朵,太靠里就会把鼓膜弄破,外界的压力过大,或者声音过高也会对鼓膜有伤害。

我们一定要保护好鼓膜,如果它受到损坏的话,轻者会影响你听力的灵敏度,重则会致聋。鼓膜一旦不振动了,你就什么都听不到啦!

黄色的尿液
有股臊味儿

小朋友对尿液一定不陌生吧？它是一种黄色的液体，样子就好像……好像……好像啤酒一样！但尿液中有一股说不上来的怪味儿，这股怪味儿是哪来的？尿到底是什么？它为什么是黄色的？

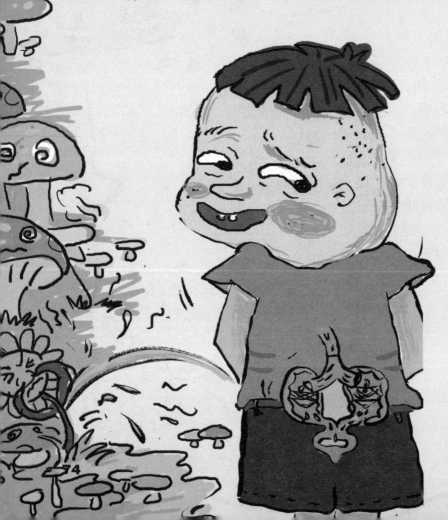

尿是怎么形成的?

尿液,小朋友都不陌生,知道它是人类新陈代谢必须排出体外的液体。不过,尿液是怎么形成的,就不见得人人都明白了。

尿液是在肾脏中形成的,肾脏位于腰的后部脊柱两边,形状像颗蚕豆,有拳头那么大,是我们人体五脏之一。

肾的内部是肾单位,每个肾单位由肾小体和肾小管组成,肾小体内有肾小球,那是一团毛细血管,与全身的血管相通,当血液流过肾小球时,它的作用就像是一个筛子一样,把血液过滤,血液中的杂质和多余的水分被过滤出来,流到管子一样的肾小管中,这些就是尿液。

肾内部有无数个肾单位,这样就有无数个肾小球和肾小管。它们每时每刻都在工作,把产生的尿液集中在一起,流到肾盂(yú)中,再通过尿管流到膀胱中。

膀胱是一个暂时储存尿液的地方,等尿液达到一定量时,膀胱就会胀大,膀胱上的神经就会告诉大脑想尿尿的信息,等到了厕所,大脑就会告诉膀胱可以排尿了,膀胱的顶部肌肉开始收缩,尿液就冲出体外啦!

尿一定是黄色的吗？

正常人的尿液呈淡黄色，每昼夜会排尿液1000~2000ml，一般排尿液1500ml左右。如果尿量突然增多或减少，表示身体不正常，尿的颜色也会跟着改变。因此，我们可以通过观察尿液的颜色，来判断自己是不是患了什么病。

患病的人尿液会像彩虹一样，有红、黄、棕、绿、蓝、白、黑等多种不同颜色。红色的尿液最常见，是泌尿系统出现损伤时产生的血尿，或者肌肉受了严重的挤压，肌肉中的红蛋白进入血液，红蛋白透过肾小球跟着尿液一起排出，这时的尿液呈暗红色；一些肝胆病人特别是黄疸(dǎn)病人的尿，会呈现像浓茶一样的黄褐色。

虽然尿液的颜色可以告诉我们得了什么疾病，但也不能看到尿液有颜色，就吓得惊慌失措，有时你吃食物的颜色、吃药的颜色都会使尿液变色。小朋友可以注意观察，当你吃了很多胡萝卜后，尿就会呈现出黄亮的颜色啦！

尿中的臊味儿是什么？

初生婴儿的尿液是没有什么气味的，因为他（她）只吃妈妈的奶，没有什么特殊物质进入体内。随着年龄增长，尿液都会有一股臊臭味，这是正常现象，因为尿液中含有尿毒的缘故。这种臊味儿，其实就是尿毒的味儿！

不过，尿液有时也会出现其他气味，如有时会出现氨水气味，或腐败的腥臭味，这是因为尿在体内已被分解，是患膀胱炎等病的表现。有时尿液会出现苹果香味，这一般是糖尿病酸中毒，或饥饿所致。

上面所说的大部分情况，都是患病后常见的尿液特征。但有时也不必过于紧张，因为吃大蒜、葱头或带特殊气味的药物，也会使尿液有特殊的气味。

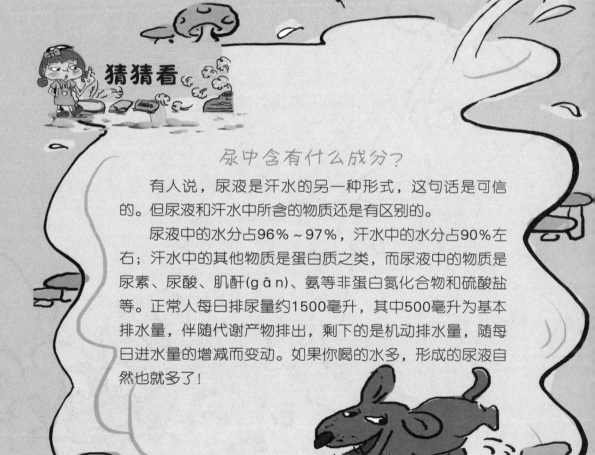

猜猜看

尿中含有什么成分？

有人说，尿液是汗水的另一种形式，这句话是可信的。但尿液和汗水中所含的物质还是有区别的。

尿液中的水分占96%～97%，汗水中的水分占90%左右；汗水中的其他物质是蛋白质之类，而尿液中的物质是尿素、尿酸、肌酐(gān)、氨等非蛋白氮化合物和硫酸盐等。正常人每日排尿量约1500毫升，其中500毫升为基本排水量，伴随代谢产物排出，剩下的是机动排水量，随每日进水量的增减而变动。如果你喝的水多，形成的尿液自然也就多了！

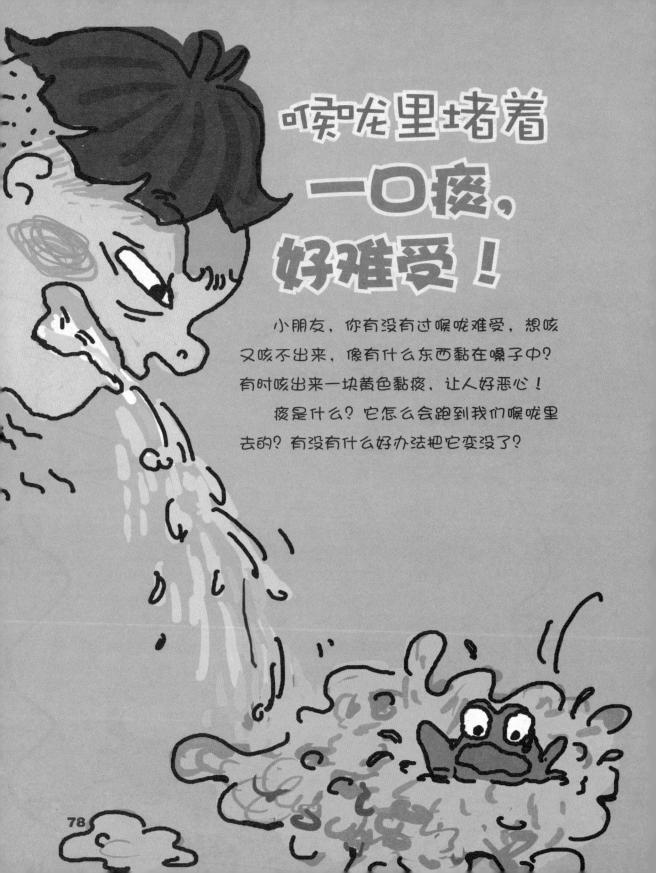

喉咙里堵着一口痰，好难受！

小朋友，你有没有过喉咙难受，想咳又咳不出来，像有什么东西黏在嗓子中？有时咳出来一块黄色黏痰，让人好恶心！

痰是什么？它怎么会跑到我们喉咙里去的？有没有什么好办法把它变没了？

什么是痰？

痰是怎么产生的？为什么嗓子里会有痰呢？

确切地说，痰是肺的分泌物，不一定是患感冒、咳嗽等病的人才有，健康的人也有痰。痰从肺分泌出来之后，一些支气管纤毛会慢慢地把它推出肺，一直推到呼吸道中。它在呼吸道中承担了很大的责任呢！

人体的分泌物大部分都起保湿润滑的作用，痰的外表虽然会令人感到恶心，但仍承担保护人体的重要责任哟！

当人吸入一些干燥空气或吸入冷空气时，鼻腔的分泌物就有加温的作用，这时，痰会站出来，将进入肺里的空气加湿加温，同时还会把空气中的灰尘、细菌等其他颗粒黏住，然后打包，顺着呼吸道向上运动，一直被支气管的纤毛推到嗓子眼儿。这时，人会觉得嗓子里好痒，然后使劲儿一咳，包着脏东西的痰就被吐了出来！

痰一定要吐出来吗？

痰中包着的都是脏东西，这个谁都知道，可是有些小朋友很苦恼，当

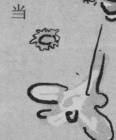

痰顺着呼吸道上来后，不会把它咳出来，做了一个吞咽动作就咽了下去，也就是痰从呼吸道转入了食道，一大堆的脏东西被吞了下去，这就像有人把痰吐到你嘴里一样，多恶心呀！所以，有痰一定要吐出来。要记住"小小一口痰，细菌千千万"哟！

空气中飘着成千上万的细菌，而且这些细菌的生命力特别旺盛，它被痰包起来后，不会被痰杀死，而是继续生存着。痰干燥后，一些细菌又重新被风吸到空气中，像结核杆菌就可以顺风飘8～10天！

如果痰被咽下去，当然，胃液很了不起，它可以杀死一部分细菌。但仍有很大一部分细菌不会被杀死，留在你的身体中，会跟着食物一起进入肠道，然后跟着可吸收的养分传到各脏器中。

小朋友，看完了上面的介绍，你一定会下定决心把痰吐出来吧？但吐痰可不能随地吐！如果有痰，要吐到纸巾里，然后把它扔到垃圾桶中。这样细菌被痰包着，干燥后也不会再飘到空气里了！不随地吐痰，是卫生文明的表现！

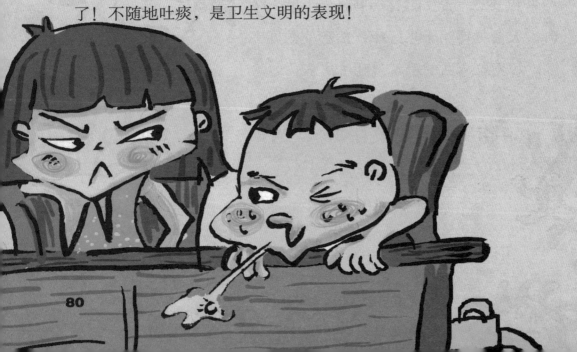

为什么痰变多了呢？

人在正常的情况下不会总有痰要吐的，因为肺中分泌的黏液，只需要保持吸进肺的空气湿润温暖就可以了！那为什么有时痰会突然增多了，而且总想咳嗽呢？

这是因为你可能生病了！上呼吸道感染有鼻炎、鼻窦炎、咽喉炎等；下呼吸道感染有细支气管炎、肺炎等，都有可能让肺里的黏液因保护作用而增多。这时，你呼吸时就会听到好像空气穿过什么东西的声音，或者干脆上不来气，要使劲儿咳嗽才行。

当人吸入刺激性气体、尘埃、致病细菌、病毒等有害微生物时，会造成呼吸道不适或刺激，上呼吸道就可能发生炎症，或者肺部发生疾病，呼吸道的分泌也会增加，痰量也会增加，而且混杂着身体与病菌作战后的残留物，痰的颜色很可能会变黄或变绿。

当你或者周围的人痰多了，你要知道这是生病了，可以戴上口罩先保护自己。从外面玩儿回来，一定要洗脸洗手，特别是在春、冬季节，更要多加注意！

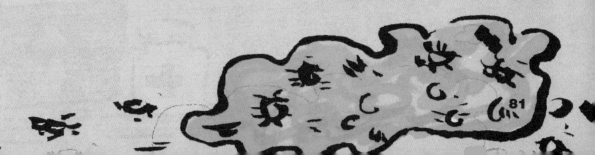

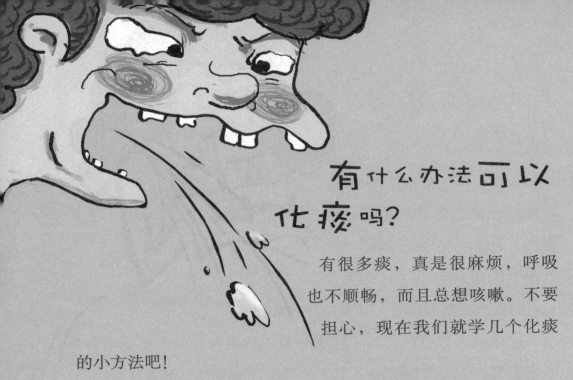

有什么办法可以化痰吗？

有很多痰，真是很麻烦，呼吸也不顺畅，而且总想咳嗽。不要担心，现在我们就学几个化痰的小方法吧！

当你咳嗽痰多时，可以趴在沙发上，然后让爸爸妈妈拍拍你的背，这样可以起到宽胸理气的作用，可以让痰顺利地快速跑出来。

一些干而黏的痰黏在嗓子时，可以多喝一些凉开水，让咽喉湿润，那些干黏的分泌物就很容易被咳出来。而且凉开水还能改善血液循环，促进新陈代谢，让体内产生的废物和毒素能迅速顺着尿液一起排出来，减轻对呼吸道的刺激。

如果痰多伴随着嗓子疼的话，可以采用一种蒸气疗法哟！把开水倒入一个大口的杯子中，然后张大嘴巴，让鼻子和嘴对着杯口，吸气、吐气……痰液就会慢慢被稀释，还可减轻气管与支气管黏膜的充血和水肿，减少咳嗽。但小朋友一定要注意，千万不要把自己烫到哦！

最快速的化痰止咳法，是在医生指导下吃一些药剂，不要怕，很多的化痰药并不是苦的，一些冲剂、糖浆也很好喝。除了吃药，也可以让妈妈给你做些甜丝丝的雪梨汁，或多吃梨，你的咳嗽也会慢慢好的！

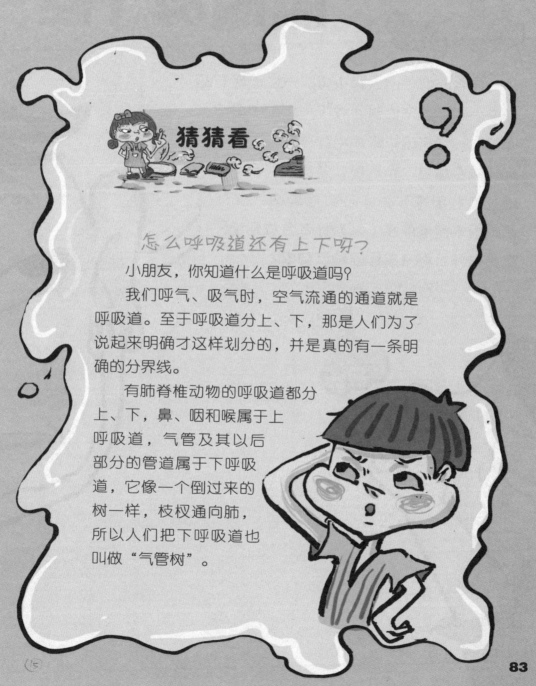

猜猜看

怎么呼吸道还有上下呀？

小朋友，你知道什么是呼吸道吗？

我们呼气、吸气时，空气流通的通道就是呼吸道。至于呼吸道分上、下，那是人们为了说起来明确才这样划分的，并是真的有一条明确的分界线。

有肺脊椎动物的呼吸道都分上、下，鼻、咽和喉属于上呼吸道，气管及其以后部分的管道属于下呼吸道，它像一个倒过来的树一样，枝杈通向肺，所以人们把下呼吸道也叫做"气管树"。

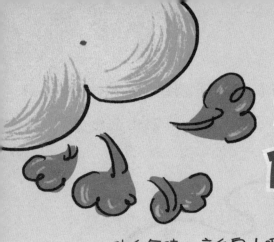

趁身边没有人
偷偷放个屁

　　什么气味，这么臭！哦，一个小朋友红着的小脸，表示他刚才放了一个屁！呀呀，小朋友，你有没有偷偷地放过屁呀？有时放屁让人好尴尬，当着那么多的人，屁"砰"地一声放出来了，还带有很臭的气味，真的很不好意思呀！人为什么会放屁呢？有没有什么办法不让屁那么臭呀？

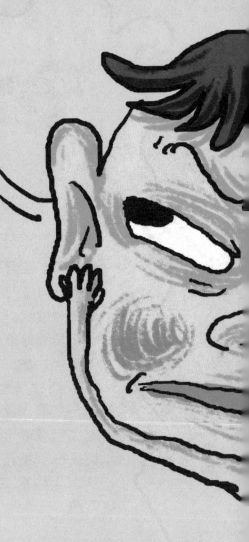

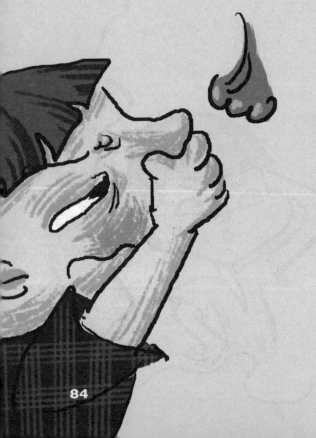

为什么会放屁？

哎呀，怎么这么臭呢？原来是有人在放屁！在人多时想放屁，真令人不好意思，只好忍着，但有时想忍却实在忍不住，只好红着脸放出来，真是好丢人哟！

人为什么会放屁呢？那你要先想想，放屁时会有什么感觉？开始时，是不是觉得小肚子里有气体在跑，然后觉得这个气跑到肛门了，放松肛门，它有时会"砰"地一声放出去，有时会悄悄地溜出来了！不管它是怎么出去的，放出去之后就会觉得好轻松，对吧？

我们吃东西时不仅把食物吃进嘴里，同时还会吃进一些空气，特别是吃饭爱说话的小朋友，吃下的空气会更多些。屁70%的成分，来源于我们吃进去的空气，有氮气、二氧化碳、氢气、甲烷和氧气等。这些气体进入胃后，有一部分会通过打嗝的方式吐出去，但大部分气体会进入肠道中，再通过肛门排放出来。

最臭的屁是这样形成的：吃进去的食物不能完全被分解，尤其是纤维素和糖类，它们在消化道正常菌群的作用下会产生气体。这些气体在肠道内累积，形成一股气压，并随着肠蠕动向下运行，肠的蠕动会将这些气体从肛门排出。

为什么屁会臭？

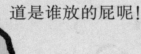

呵呵，小朋友一定会奇怪，屁怎么会有不臭和很臭的区别呀？那是一定的，像将空气摄入体内形成的屁，一般不会有什么太浓的气味，只有少量消化食物产生的气味。如果是因为消化不良而放的屁，里面含有菌群分解后的气体，这种屁会很臭的。

如果放出的屁不含有恶臭气体，是不会有臭味的。而屁中一旦含有恶臭气体，尽管恶臭气体只占1%，屁也会发出很臭很臭的气味，灵敏的鼻子对这种气味很敏感，尽管放屁时不出声，也会知道是谁放的屁呢！

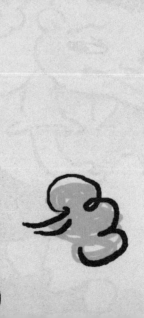

屁可以忍着不放吗？

　　有些小朋友觉得放屁好丢人，所以不好意思放屁，那就只好使劲儿憋着，也不敢大口喘气，憋得脸都红红的！这样虽然保全了面子，可是有屁憋着不放，是会生病的哦！

　　屁是气体，有硫化氢、氨、吲哚等有毒的气体，如果憋着不放，这些有毒气体就会积存在肠道里，与到肠道黏膜的血液进行气体交换，并随血液流动。这样你的身体只能又把有害气体再筛选一遍，有可能会造成身体慢性中毒，也有可能使你的小肚肚一直胀胀的，影响消化，头晕目眩，甚至还可能产生腹膜炎、肠梗阻等疾病。小朋友，有屁就要放出来，放屁表示你很健康哟！不过在公共场合放屁，也是不文明不雅观的行为。所以想放屁，可以离开人多的地方，放完屁再回去。

通过屁屁能看出健康吗？

有些人觉得自己不爱放屁，是个优点，即使吃一些会让人多放屁的食物，也不爱放屁。这其实不算是优点，老不放屁，反而说明你的身体可能有问题！

在医学上，屁是测试胃肠功能好坏的"测试气球"，不放屁或放很臭的屁，都说明这个人的体内存在着疾病。

由于每个人肠内的气体数量有差异，所以没有必要比较两个人放屁的多少。有科学家调查发现，一个人每天放屁大约14次，每天每人释放的废气，大约有500毫升。

我们所说的屁异常，就是多屁。说明你可能患有消化不良的疾病，或内脏有问题等。

不过，放屁有时是因吃了含淀粉类与蛋白质类太多的食物，或进食时狼吞虎咽，以及习惯性吞咽动作过多。经常吞咽口水，也会使屁增多。摄入较多空气所造成的屁多，不是生病，也没有必要治疗，只要注意就可以了！

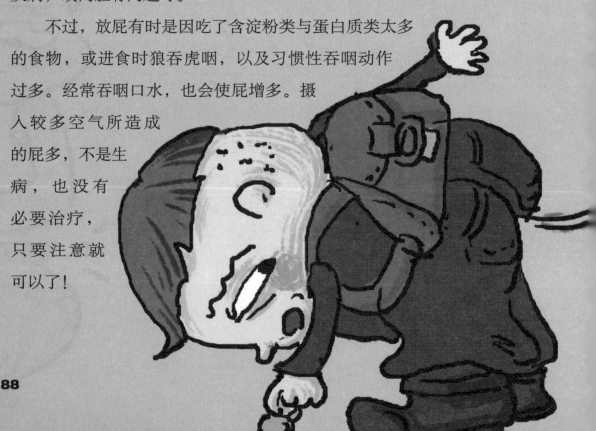

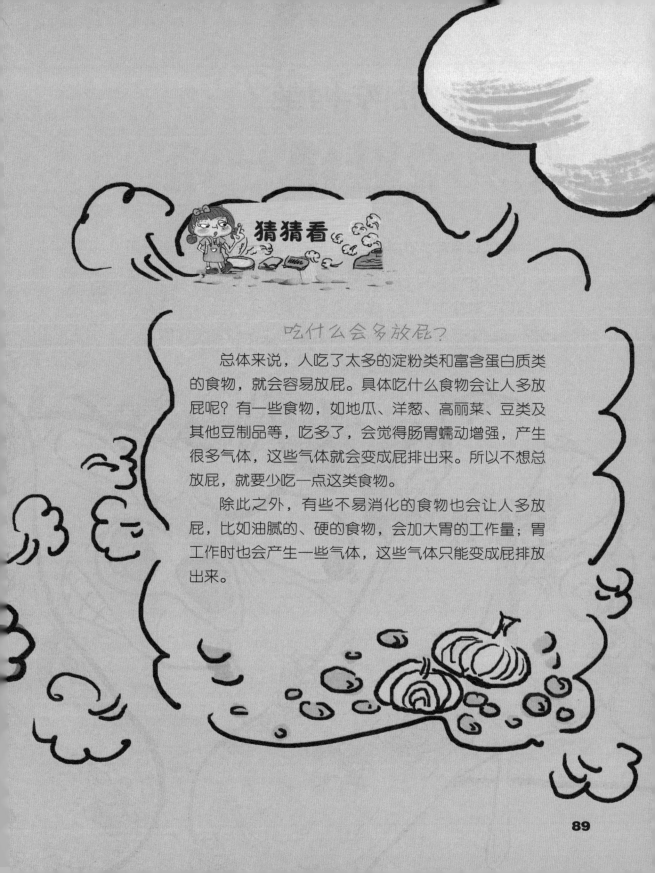

猜猜看

吃什么会多放屁？

总体来说，人吃了太多的淀粉类和富含蛋白质类的食物，就会容易放屁。具体吃什么食物会让人多放屁呢？有一些食物，如地瓜、洋葱、高丽菜、豆类及其他豆制品等，吃多了，会觉得肠胃蠕动增强，产生很多气体，这些气体就会变成屁排出来。所以不想总放屁，就要少吃一点这类食物。

除此之外，有些不易消化的食物也会让人多放屁，比如油腻的、硬的食物，会加大胃的工作量；胃工作时也会产生一些气体，这些气体只能变成屁排放出来。

脚好痒?
真想脱鞋挠一挠

　　脚怎么会痒痒的呢?特别是到了夏天,脚痒得更厉害了!小朋友听过有人这样抱怨过吗?把鞋脱下来,脚趾间还会有一些小水泡泡,这到底是什么呀?为什么会这么痒呢?可以用手使劲儿挠一挠吗?看来这还真是个问题,小朋友,让我们来研究一下吧!

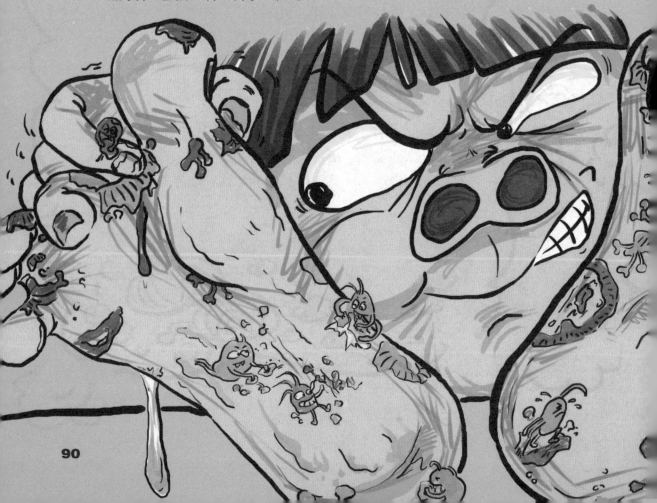

为什么脚会痒？

小朋友记不记得有一个广告，一个小娃娃穿上了爸爸的鞋，妈妈在一旁着急大喊："小心脚气！"呵呵，这就是脚痒的根源呀！

得脚气会怎样呢？你可以问问爸爸妈妈，他们一定会告诉你。如果脚气感染，会更加难受的，脚趾会一刻不停地发痒，痒到让你没有办法忍受，有时会情不自禁用手使劲搓，使劲挠，直挠得流出血来还觉得不解气！

脚气是一种常见的真菌感染性皮肤病，一般发生在脚部，原因是脚上的小汗腺分泌旺盛，而脚在很多汗的情况下又被鞋袜包得严严的，热量散不出去，汗水也不能蒸发。所以一些细菌、真菌就在这儿住下来，靠汗水中的物质和脚上泡胀的角质皮为生，它们的分解物不仅会产生恶臭，而且使局部皮肤破损、糜烂等，皮肤在真菌的刺激下，就会产生奇痒的感觉。

为什么会有脚气？

十个成年人中七八个都会有脚气。为什么会有这么多人感染脚气呢？最根本

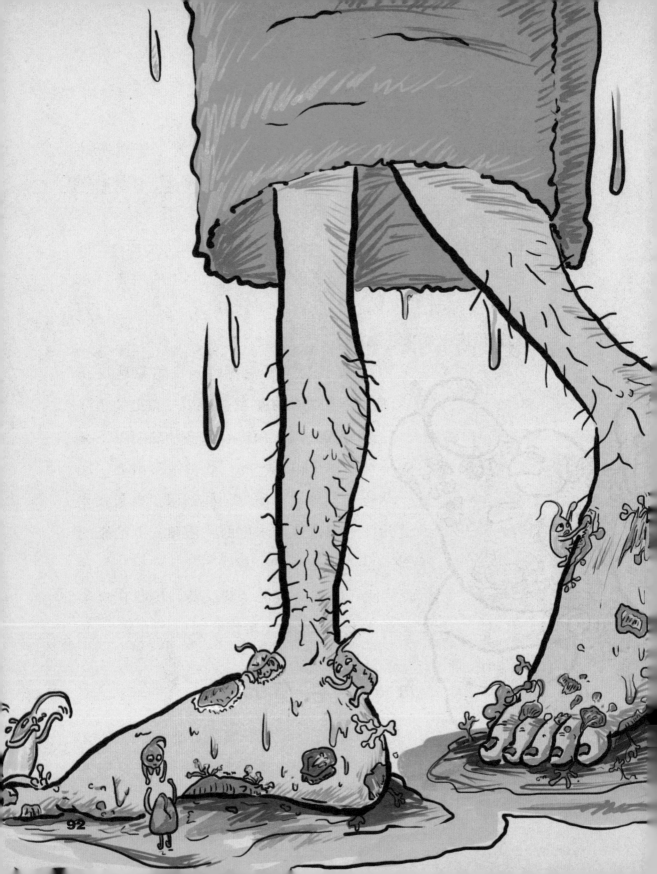

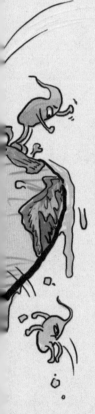

的原因是脚部多汗潮湿、鞋袜不通气等因素诱发的，但脚部只是多汗也不会感染，有真菌大量滋生繁殖，才是引起脚气的根本原因。引起脚气的真菌是"皮肤癣菌"，很活泼，只要患脚气的人踩过的地方，都会粘上皮肤癣菌。澡堂、游泳池边的地板、浴巾、公用拖鞋、洗脚盆都是皮肤癣菌的藏身之处。小朋友到这些地方一定要注意，不要让皮肤癣菌爬上你的小脚丫哟！

有些人说脚气就是脚气病，这是不对的！

脚气会出现水泡、糜烂、脱皮、干裂、瘙痒等症状，而脚气病可没有这些症状哟！

脚气病是一种因人体缺乏维生素B1而引起的全身性疾病。一般长期以精白米为主食，没有其他副食做调节补充，就会得脚气病。整天都会觉得胃不舒服，有便秘、易激动、易疲劳、记忆力减退、失眠、体重下降等症状，病情严重者，还会出现肢端麻木、感觉异常、站立困难等症状。

脚气怎么预防？

如果不想得脚气，就要抓住这种病的传播特点，对症预防。小朋友要记住下边的几条，让脚气远离你和你的家人吧！

1.鞋袜一定要清洁干燥，勤换勤洗袜子。如果是汗脚，可在两个脚趾中间夹上一些吸水性

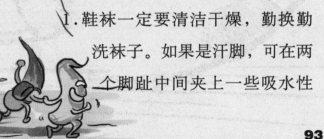

很好的纸，而且鞋子一定要保持通风。

2.不要在公共的澡堂、游泳池边光着脚乱跑，不穿别人用过的拖鞋，不用别人擦过的浴巾等。

3.对家里的洗漱间要用漂白粉或者消毒液等消毒，但一定要选对人体伤害较小的消毒液。鞋柜要多通风、晾晒，也可以放入一些干燥剂来祛除潮气，防止霉菌在鞋子里滋生。也可以放入一些香料、茶叶、竹炭等，祛味消菌。

4.加强身体锻炼，增加营养，增强身体的抵抗力。

5.最好不要穿胶鞋和不透气的球鞋，不管穿什么鞋，最好几双倒换，穿这双鞋时，把另一双鞋放在太阳下晾一晾。

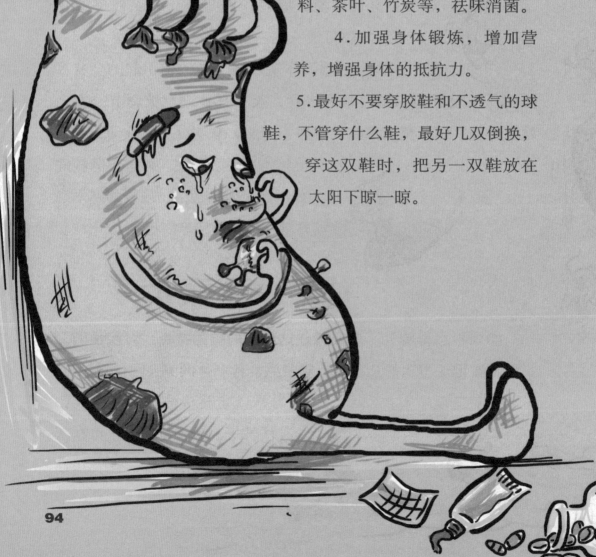

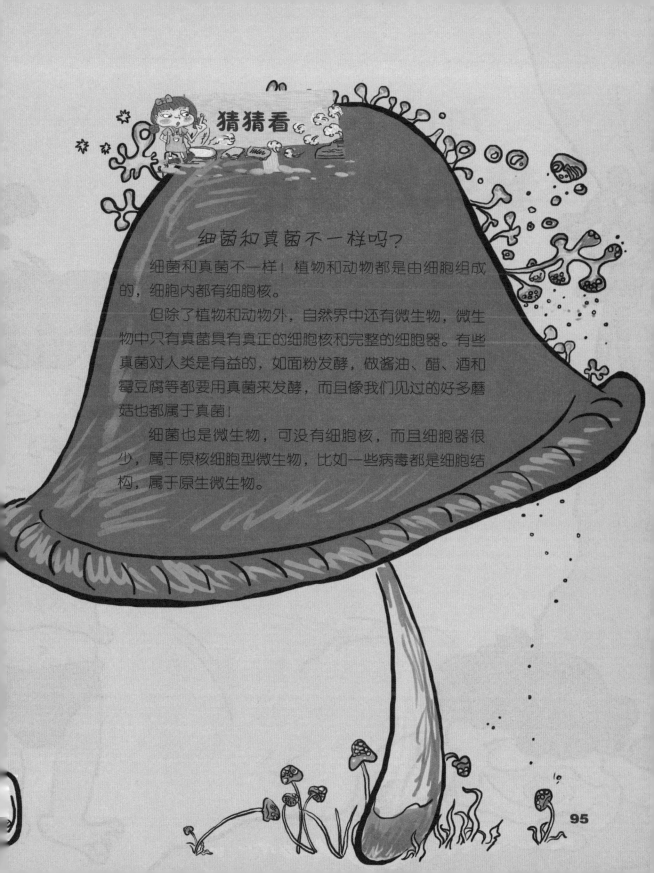

细菌和真菌不一样吗？

细菌和真菌不一样！植物和动物都是由细胞组成的，细胞内都有细胞核。

但除了植物和动物外，自然界中还有微生物，微生物中只有真菌具有真正的细胞核和完整的细胞器。有些真菌对人类是有益的，如面粉发酵，做酱油、醋、酒和霉豆腐等都要用真菌来发酵，而且像我们见过的好多蘑菇也都属于真菌！

细菌也是微生物，可没有细胞核，而且细胞器很少，属于原核细胞型微生物，比如一些病毒都是细胞结构，属于原生微生物。

为什么有人会
梦游说梦话?

小朋友,你知道梦游吗?听说很多小孩子都会说梦话,甚至梦游,这究竟是怎么回事呢?

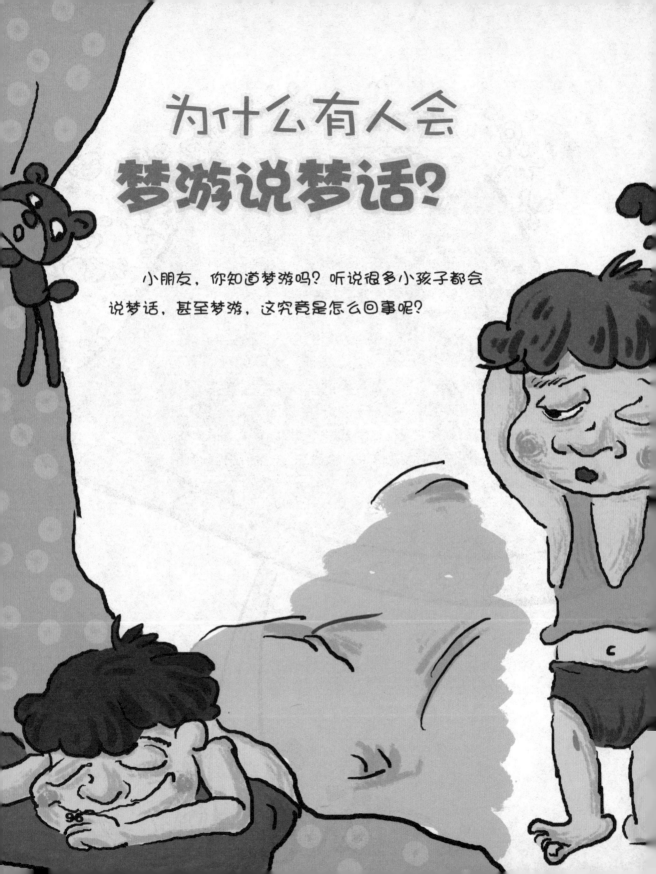

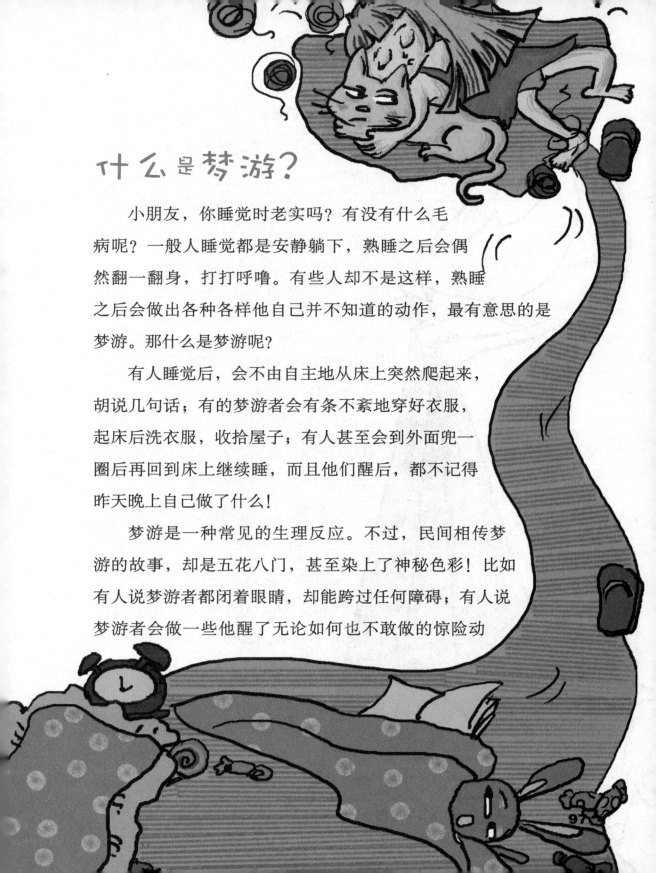

什么是梦游?

　　小朋友，你睡觉时老实吗？有没有什么毛病呢？一般人睡觉都是安静躺下，熟睡之后会偶然翻一翻身，打打呼噜。有些人却不是这样，熟睡之后会做出各种各样他自己并不知道的动作，最有意思的是梦游。那什么是梦游呢？

　　有人睡觉后，会不由自主地从床上突然爬起来，胡说几句话；有的梦游者会有条不紊地穿好衣服，起床后洗衣服，收拾屋子；有人甚至会到外面兜一圈后再回到床上继续睡，而且他们醒后，都不记得昨天晚上自己做了什么！

　　梦游是一种常见的生理反应。不过，民间相传梦游的故事，却是五花八门，甚至染上了神秘色彩！比如有人说梦游者都闭着眼睛，却能跨过任何障碍；有人说梦游者会做一些他醒了无论如何也不敢做的惊险动

97

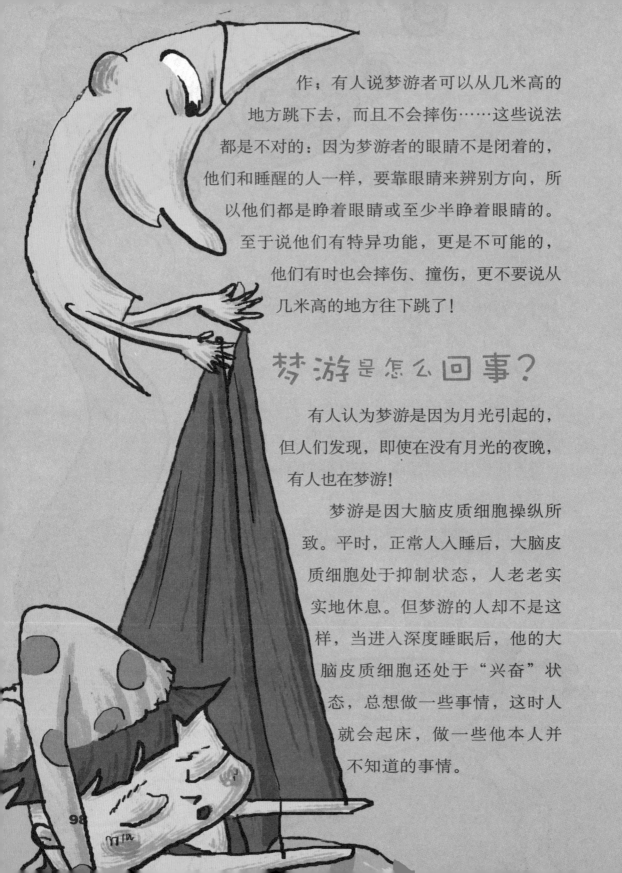

作；有人说梦游者可以从几米高的地方跳下去，而且不会摔伤……这些说法都是不对的：因为梦游者的眼睛不是闭着的，他们和睡醒的人一样，要靠眼睛来辨别方向，所以他们都是睁着眼睛或至少半睁着眼睛的。至于说他们有特异功能，更是不可能的，他们有时也会摔伤、撞伤，更不要说从几米高的地方往下跳了！

梦游是怎么回事？

有人认为梦游是因为月光引起的，但人们发现，即使在没有月光的夜晚，有人也在梦游！

梦游是因大脑皮质细胞操纵所致。平时，正常人入睡后，大脑皮质细胞处于抑制状态，人老老实实地休息。但梦游的人却不是这样，当进入深度睡眠后，他的大脑皮质细胞还处于"兴奋"状态，总想做一些事情，这时人就会起床，做一些他本人并不知道的事情。

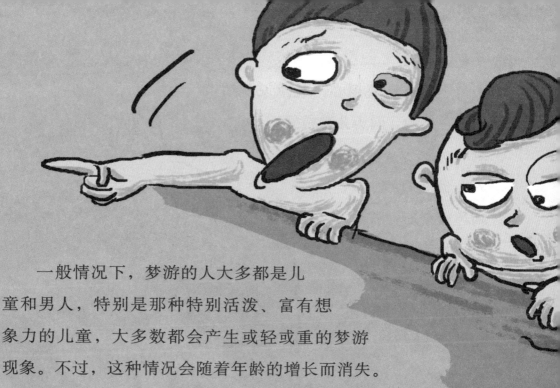

一般情况下，梦游的人大多都是儿童和男人，特别是那种特别活泼、富有想象力的儿童，大多数都会产生或轻或重的梦游现象。不过，这种情况会随着年龄的增长而消失。

即使小朋友梦游也不必担心，让爸爸妈妈把你的房间重新布置一下，不要让你在梦游时受伤哟！梦游的成年人很少，如果成年人经常梦游，那是得了"梦游症"，应该去医院及时治疗！

说梦话正常吗？

有些小朋友不会梦游，但时常会说梦话。有的是在梦里说话、唱歌或哭笑，有时甚至会说些完整的句子，说说今天发生的事儿，自己想要做的事儿。最"厉害"的梦话是还可以跟别人对话，一问一答，就像没睡着时一样！说梦话的人也有不同，有人说梦话非常清晰，有人说梦话含含糊糊的！为什么人会说梦话呢？是不是生病了？

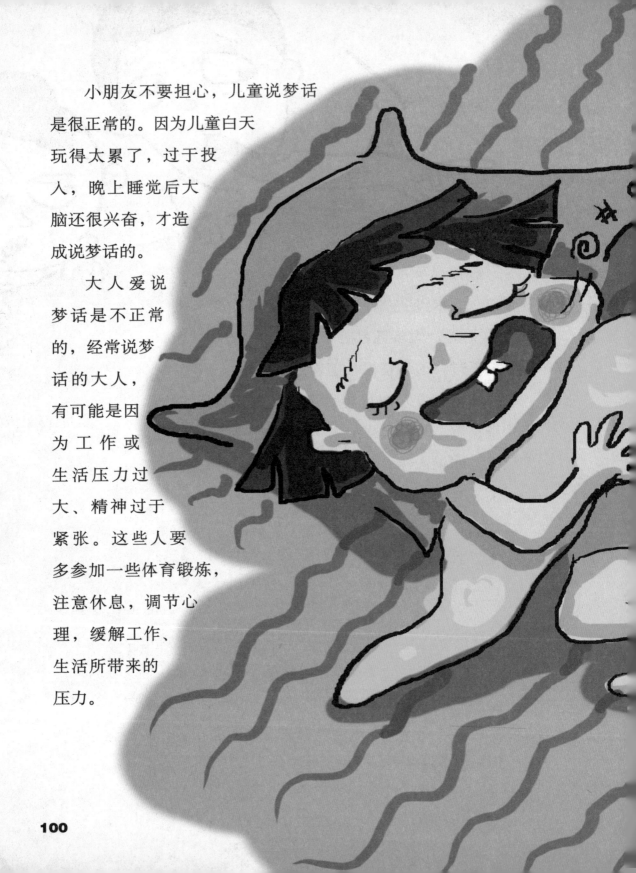

　　小朋友不要担心，儿童说梦话是很正常的。因为儿童白天玩得太累了，过于投入，晚上睡觉后大脑还很兴奋，才造成说梦话的。

　　大人爱说梦话是不正常的，经常说梦话的大人，有可能是因为工作或生活压力过大、精神过于紧张。这些人要多参加一些体育锻炼，注意休息，调节心理，缓解工作、生活所带来的压力。

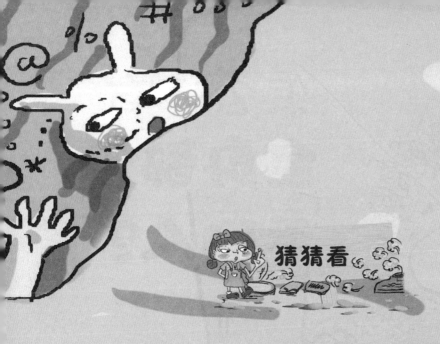

什么是大脑皮质？

　　小朋友，知道人的大脑是什么样子吗？不知道？的确，一般人都不知道，因为一般人根本不可能亲眼看见大脑。不过，医生常说，人的大脑很像核桃仁。但人的大脑比核桃仁要大许多。大脑皮质就是大脑的表层，医学名称是灰质层。它就像核桃仁的软皮一样，包裹、保护着大脑里面的白质。

　　整个大脑皮质分成几个区域，分别负责不同的意识反应，只要是神经传感过去的，它一般都会做处理，然后输出。比如小朋友吃糖后，"甜"的信息传到大脑皮质，大脑皮质做出来的反应是高兴，所以小朋友见到糖会觉得很高兴，好想吃呢！

　　小朋友明白了吗？总的来说，大脑皮质各区域的各个意识相互作用，就导致了心理活动的发生。

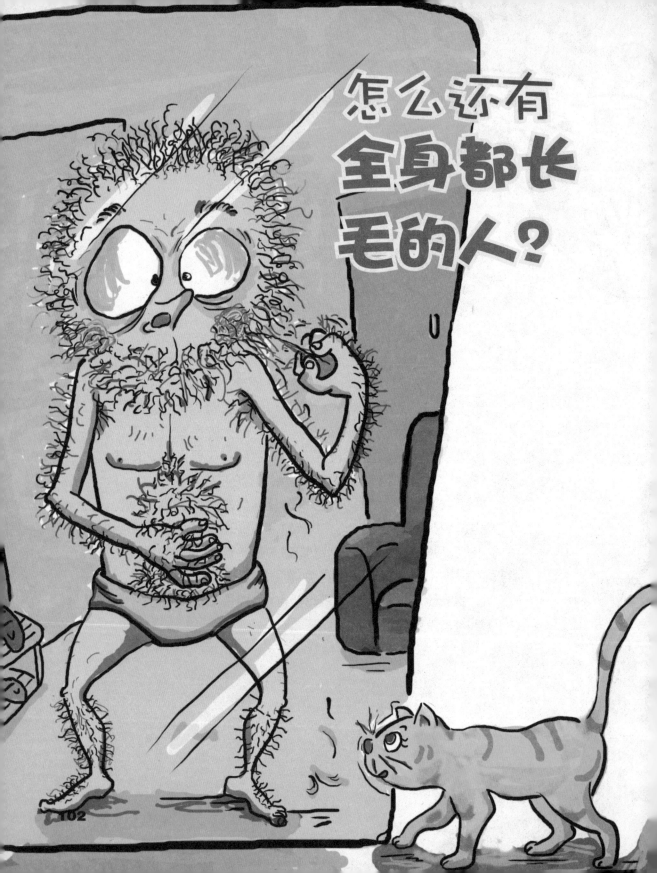

小朋友，看看你的手臂上是不是有汗毛？人身上有无数个汗毛孔，却没有像其他哺乳类动物一样长出长长的毛！小朋友听说过"毛孩"吗？"毛孩"最大的特点就是全身像猴子一样长有长毛。"毛孩"为什么会全身长毛，而不像正常人一样只长汗毛呢？

你见过毛孩儿吗？

1977年，辽宁省一所乡村医院出生了一个小宝宝，人们都被他吓了一大跳！原来除手脚、掌心、鼻头和嘴唇外，他全身都长着长达3厘米的毛。虽然周身长毛令人奇怪，但仍是一个身体健康的男宝宝，人们叫他"毛孩"。

石家庄行唐县有一位子宁小朋友，乍一看和其他小朋友没有什么不同，仔细看，会发现他的脸上多了一些痣，右边有一缕头发，比其他头发长一些。脱下衣服，子宁的后背长满了密密麻麻的毛发，除背部比较严重外，子宁身体其他部位的长毛并不多，只是斑斑点点、不规则地分布着一些毛发。几年来，家人想过无数办法要给孩子褪毛。可每次弄掉没多久，这些毛发又长出来。

像这样的"毛孩"，不但中国有，国外也有。泰国13岁的小女孩苏帕特拉·萨苏凡，她从出生开始便受到其他小孩的嘲笑，被叫做"猴脸"和"狼女"。但她打破吉尼斯世界纪录后，成为学校里最受欢迎的同学。

毛孩为什么身上长毛？

正常人的汗毛孔中会长出汗毛。但毛孩的汗毛又粗又密又长，像兽类的毛。为什么会出现这种不正常的现象呢？科学家认为这是一种人类"返祖现象"。

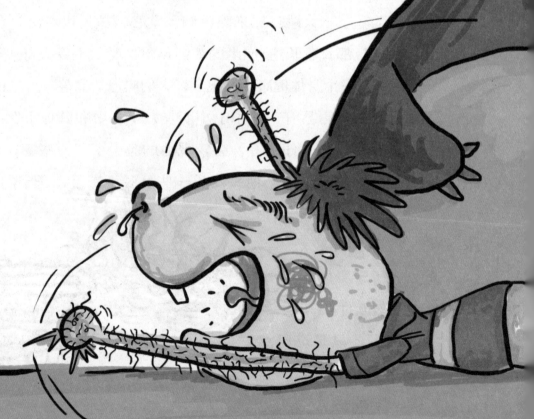

根据达尔文进化论可知，我们人类最早的祖先是古猿。小朋友在动物园中见过猿猴吧？猿猴长得很像古猿。远古时代的古猿，周身长毛，人类经过进化，身上不再长毛了，仍保留有无数个汗毛孔，只不过汗毛变得又细又短。

　　每个人刚出生时，全身都长有浓密的胎毛。不过，这些胎毛过五六个月就会自动脱落。只有极少数婴儿，或许是基因有问题，或是受到外界刺激，总之，他们的胎毛到脱落时没有脱落，反而越长越长越密了，这就是"毛孩"。

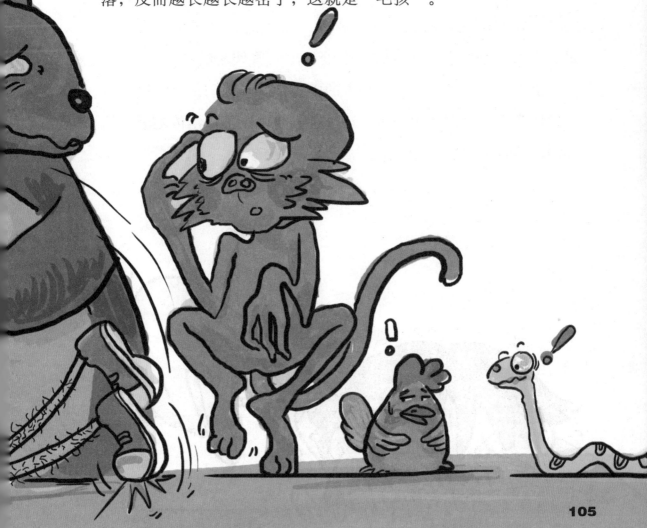

毛孩儿的毛可以去掉吗？

医学上把这种人类返祖现象，称做"狼人综合征"。很奇怪吧？为什么要和"狼"联系起来呢？

主要是因为这种人身上长有长毛，害怕别人异样和鄙视的眼光，所以白天总是待在家里，只有晚上才敢出门。医学上把他们和喜欢夜间出门的狼联系起来，于是便有这个名字。

现在世界上已经发现近百例患"狼人综合征"的人，有人的体毛没有颜色，有人的体毛松软，有人的体毛稠密，有人只是身上长一些斑点，或仅在个别处长出一些稠密的体毛……

由于体毛不正常，会影响人的美观，所以他们都想把这种不正的体毛去掉。但目前为止，还没有研究出让不正常体毛消失的办法，只能暂时把体毛剃掉。

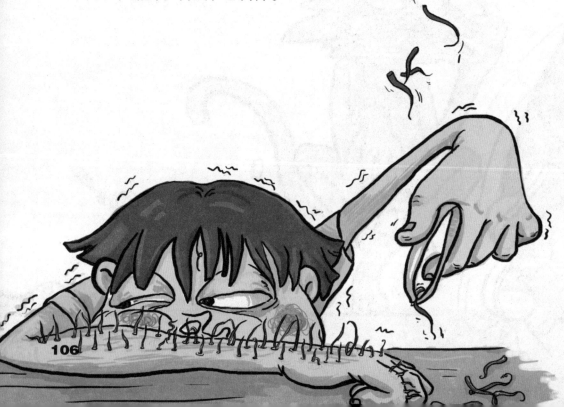

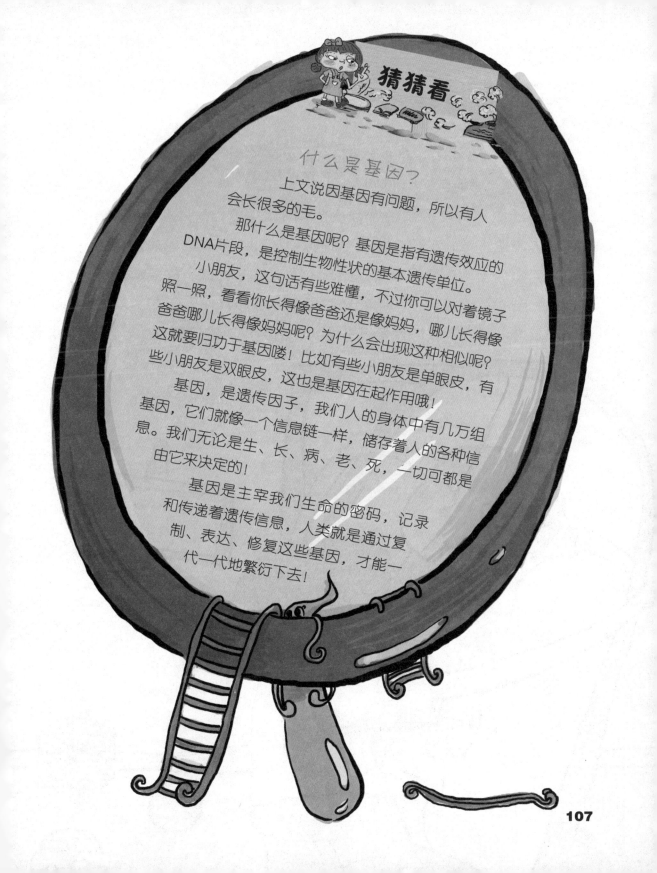

什么是基因？

上文说因基因有问题，所以有人会长很多的毛。

那什么是基因呢？基因是指有遗传效应的DNA片段，是控制生物性状的基本遗传单位。

小朋友，这句话有些难懂，不过你可以对着镜子照一照，看看你长得像爸爸还是像妈妈，哪儿长得像爸爸哪儿长得像妈妈呢？为什么会出现这种相似呢？这就要归功于基因喽！比如有些小朋友是单眼皮，有些小朋友是双眼皮，这也是基因在起作用哦！

基因，是遗传因子，我们人的身体中有几万组基因，它们就像一个信息链一样，储存着人的各种信息。我们无论是生、长、病、老、死，一切可都是由它来决定的！

基因是主宰我们生命的密码，记录和传递着遗传信息，人类就是通过复制、表达、修复这些基因，才能一代一代地繁衍下去！

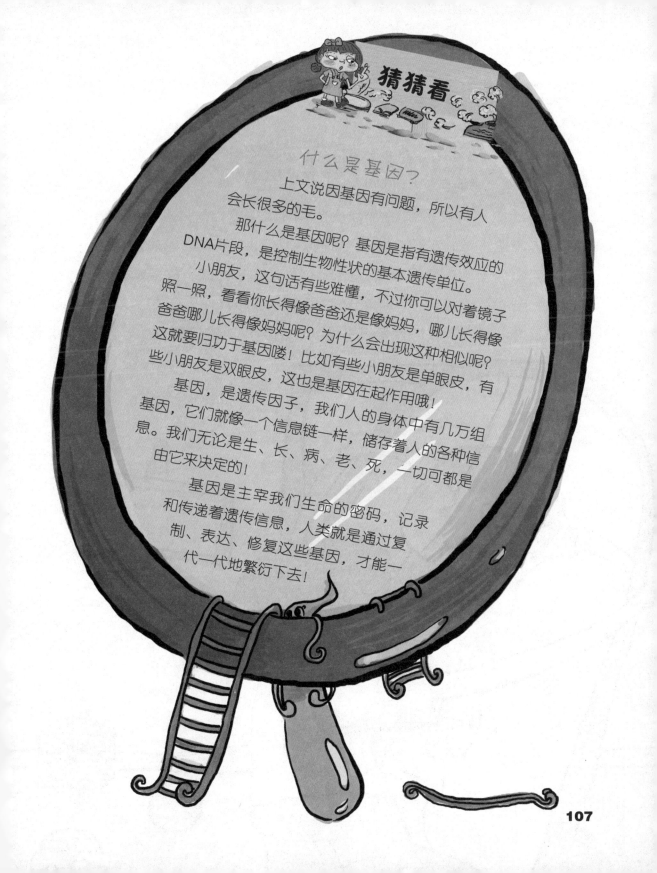
猜猜看

双胞胎是怎儿回事?

小朋友，你身边有长得很像的两个人吗？你一定会说，有呀！双胞胎！嗯，的确，双胞胎无论个头儿，还是长相都会很相似！而且双胞胎都好幸福呀，一起上学，一起吃饭，甚至有些时候会有些心灵感应呢！双胞胎到底是怎么回事儿呢？所有的双胞胎都长得一样吗？我们今天就来探讨一下双胞胎的问题吧！

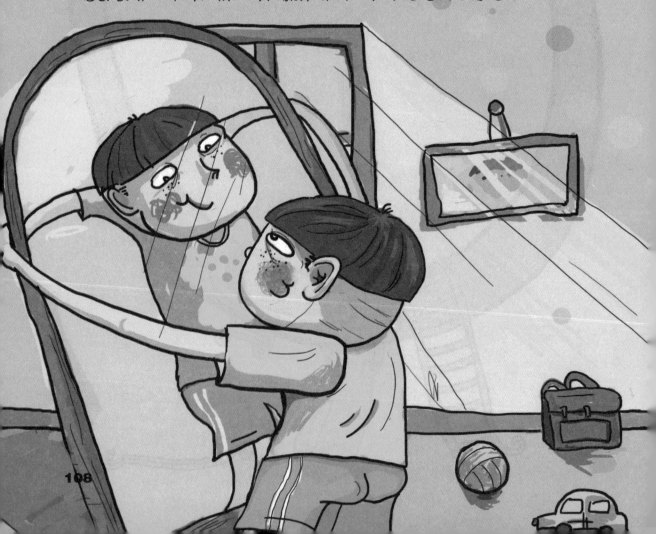

不可思议的双胞胎

双胞胎，指胎生动物一次怀胎生下两个个体的情况。

墨西哥有一对双胞胎姐妹，两人出生后分别被两个家庭领养，之后便没有联系。20年后居然同时考进美国长岛大学。当朋友告诉她们有一个和自己长得一模一样的人时，她们都很惊讶。于是她们通过网络取得联系，获知她们彼此都是被收养的孩子，身高都是1.58米，而且相貌相同，这不得不让她们产生怀疑。结果她们不仅明确了亲人关系，还成为亲密无间的校友。

小朋友，再给你讲一对双胞胎的故事，你会惊讶得张大嘴巴！

世界上可能再没有一对双胞胎的生活，会像美国俄亥俄州的一对双胞胎那么相似。这对双胞胎兄弟在出生5个星期后就被两个不同的家庭领养。人们都说不同的环境，会让人形成不同的性格，甚至会改变人的命运。但事实并不如此。两个家庭都把领养的小男孩起名吉姆，两个小吉姆渐渐长大，都受过执法培训，擅长机械制图和木工工艺，都各自娶了名叫琳达的妻子，各自生下的儿子，都名叫詹姆士·艾伦。后来，这对孪生兄弟又

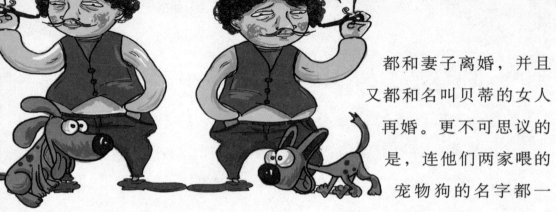

都和妻子离婚，并且
又都和名叫贝蒂的女人
再婚。更不可思议的
是，连他们两家喂的
宠物狗的名字都一
样，都叫"托伊"。

这两兄弟在各自不同的地方，却过着如此相同的生活。这对双胞胎兄弟于1979年2月9日重逢，是分别39年后的第一次见面，他们发现对面的人和自己简直就像是复制出来的，而且连家里的布置都一模一样！真是太不可思议了！

双胞胎为什么一模一样？

小朋友，你知道人是怎么出生的吗？妈妈的一个卵子和爸爸的一个精子抱在一起，变成受精卵。这个受精卵躺在妈妈肚肚的子宫里，建立了一个自己的根据地，也就是胎盘，然后受精卵就在这个胎盘内慢慢长大，成为胎儿！

双胞胎也是这么长大的。但不同之处是他们可能是由妈妈的两个卵子同时变成受精卵，在妈妈的子宫内同时各有自己的一套胎盘，各自在胎盘中发育长大。它们相互间没有什么联系，叫做异卵双胎。由于发育长大的情况一模一样，这样出生的两个婴儿十分相似，因为他们生长发育的环境是完全一样的，但不会完全相同，毕竟他们不是一个受精卵。

我们见到的双胞胎大部分都是这种情况，大多数都会是一个男宝宝和一个女宝宝。

还有一种情况，本来是一个受精卵，可是受精卵长大的过程中分成两个或者几个，这几个分别各自形成胎儿。这样的宝宝会像一个模子里出来的，有时甚至连自己的父母都难以分辨，而且有时还会有心灵上的感应。因为他们来自同一个受精卵，所以染色体和基因物质完全一样，所以他们不像上一种那样只是相似，而是血型、智力甚至某些生理特征都会一模一样！

小朋友还听说过联体婴儿，他们本来也可以成为双胞胎的，就是在受精卵分裂时没有分裂完全，所以才有些肢体连在一起！

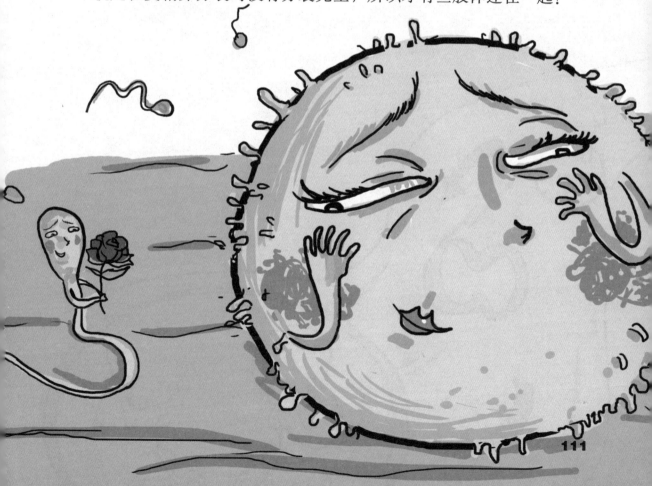

双胞胎之乡

云南省普洱市墨江县是世界上最大的双胞胎之乡。

墨江位于云南省南部，北回归线恰好从县城中心穿过。在墨江，双胞胎和植物、果实双胞孪生的现象突出，因此这里也被称为"双胞胎之乡"。墨江县总人口三十六万，竟有千余对双胞胎，特别是在该县境内的河西村，双胞胎的比例远远超过百分之四。

对于墨江县的双胞胎现象，至今仍是一个谜。当地一位哈尼族老人介绍，河西村有一口神秘的双胞胎井，当地很多夫妻喝下该井水后都产下了双胞胎。而据传能令人产下双胞胎的双胞井、双胞石床、双胞屋，围绕在该县境内的北回归线附近，每年都有海内外众多游客前来拜访。

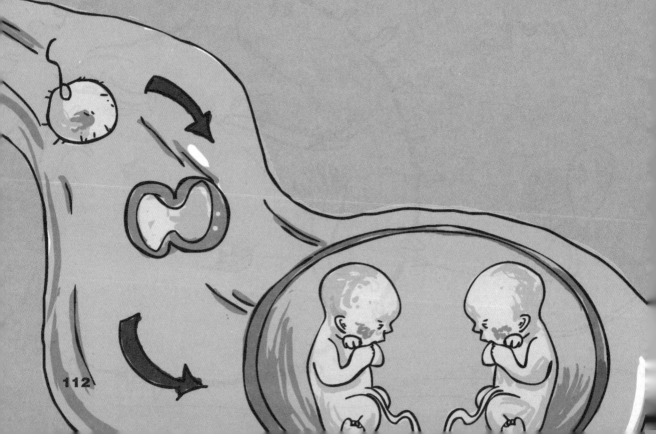

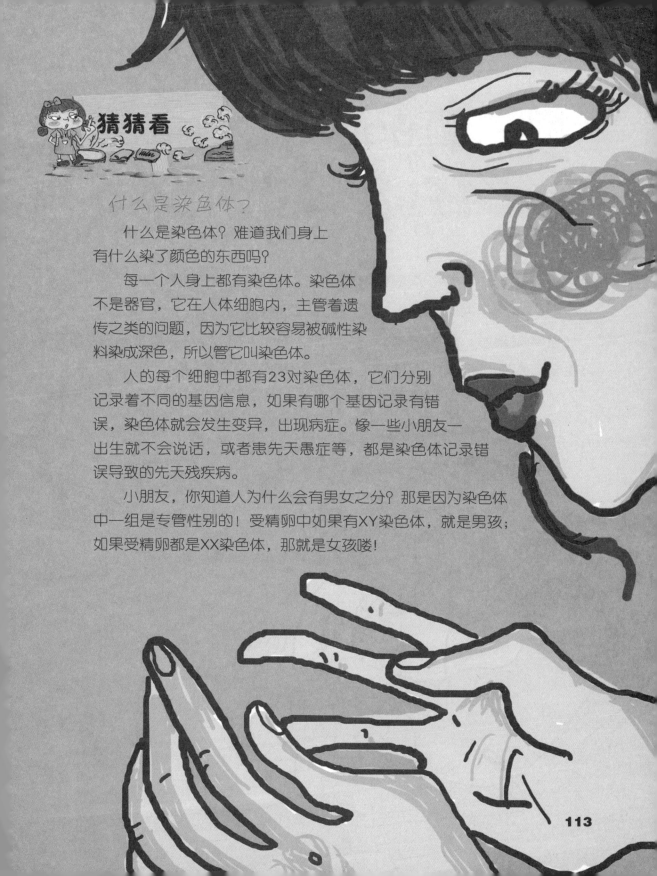

什么是染色体？

什么是染色体？难道我们身上有什么染了颜色的东西吗？

每一个人身上都有染色体。染色体不是器官，它在人体细胞内，主管着遗传之类的问题，因为它比较容易被碱性染料染成深色，所以管它叫染色体。

人的每个细胞中都有23对染色体，它们分别记录着不同的基因信息，如果有哪个基因记录有错误，染色体就会发生变异，出现病症。像一些小朋友一出生就不会说话，或者患先天愚症等，都是染色体记录错误导致的先天残疾病。

小朋友，你知道人为什么会有男女之分？那是因为染色体中一组是专管性别的！受精卵中如果有XY染色体，就是男孩；如果受精卵都是XX染色体，那就是女孩喽！

男人真的会"怀胎"吗？

　　小朋友，你知道人是怎么生出来的吗？当人还是胎儿时，生活在妈妈肚子内的子宫里，每天一点点地长大，经过十个月，胎儿发育成熟后，就降生啦！世界上所有的动物、植物，都是雌性生育。可是小朋友，你听说过爸爸"怀胎"的事情吗？为什么男人也能怀小宝宝呢？

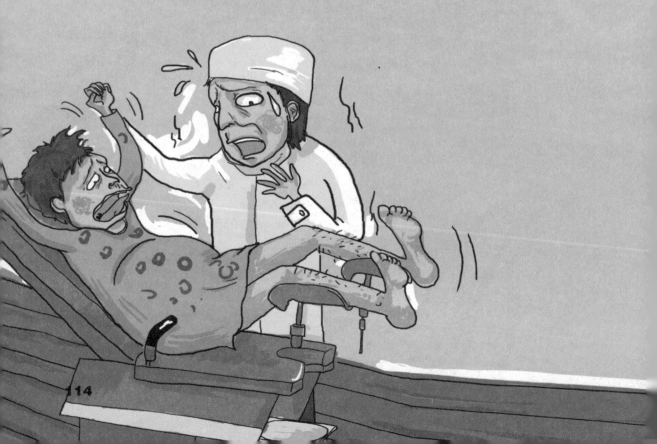

男子怀胎生产

小朋友都知道，只有妈妈能怀小宝宝。但你听说过有的爸爸怀宝宝的稀奇事吗？

1999年的一天晚上，印度36岁的哈吉特肚疼难忍，被送到医院。医生认为他的胃里有一颗巨大的肿瘤，决定对他进行手术。切割手术正在进行，大量的流体冒出来，医生又发现一个不同寻常的东西。这是一个半成形的人体，四肢发育良好，指甲很长。在场的所有人都觉得又惊讶又害怕，怎么一个男子会怀上宝宝呢？

其实，这种事情在许多国家都出现过，1979年4月，我国辽宁省朝阳地区医院对一名22岁的男人进行"剖宫产"，生下一个发育不完全的男性胎儿，约重900克。1984年，四川达县医院从一名14岁男孩腹内取出一个重825克的胎儿。由于这些爸爸没有做好怀胎的准备工作，生出来的胎儿已经死去，有的还是发育不全，这到底是为什么呢？经过专家的研究，终于发现了其中的奥秘！

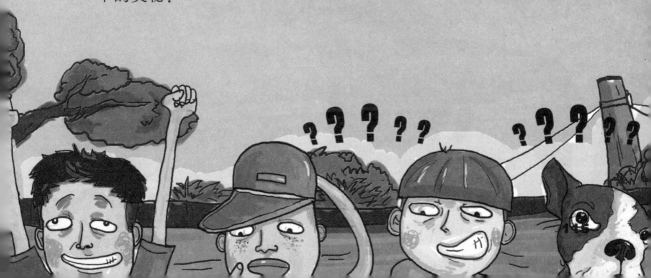

男子为什么会怀胎？

　　原来男子腹中的胎儿，其实是男子的双胞胎弟弟或妹妹。当他们同为受精卵时，是在同一胎盘内。由于种种原因，两个同时发育的胚胎在发育上产生了巨大的差异，导致其中一个不再发育，或发育很慢。正常发育的胚胎是正常胎儿，在一天天长大，

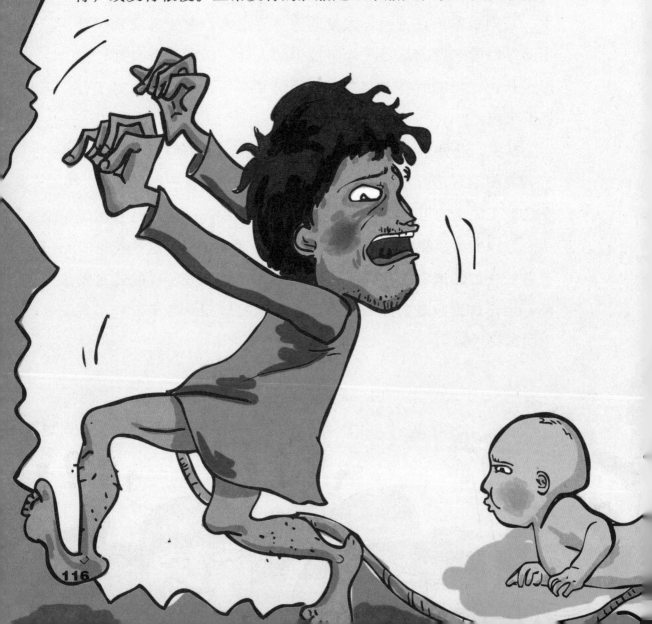

把那个不正发育的的小胚胎逐渐"挪"到自己的体内，这就是"寄生胎"。当正常发育的胎儿降生后，"寄生胎"仍寄生在其体内。由此看来，男人"怀胎"并不奇怪。据报道，这种"寄生胎"的医学病例，全球不超过90例。

男子可以怀胎吗？

寄生胎都是不正常的，那可不可以让爸爸正常怀胎呢？

爸爸要想怀上小宝宝，首先要有像妈妈的子宫一样，让小宝宝有成长的暖屋，但爸爸却没有，所以如果想让爸爸怀胎，第一个要解决的就是"宝宝屋"的问题。

国外有科学家于2010年用小白鼠做试验，从一个健康的母性小白鼠身上取下子宫，冷冻24个小时后又把子宫缝合在另一只公的小白鼠身上，后来这只公的小白鼠仍生下了小白鼠。研究人员又对羊和猪进行子宫移植手术，效果也相当理想。现在他们准备在狒狒身上进行移植试验。如果移植手术成功的话，就可以把子宫移植到男人身上，让他代替女子怀胎生宝宝了！

虽然有人赞同，但这个试验遭到大多数人的反对。人们认为：任何跟生命科学相关的新技术、新发明，都应该首先考虑到人类物种的优化和伦理问题，不能随便使用，不能随意改变、破坏大自然的法则。

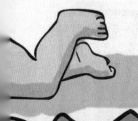

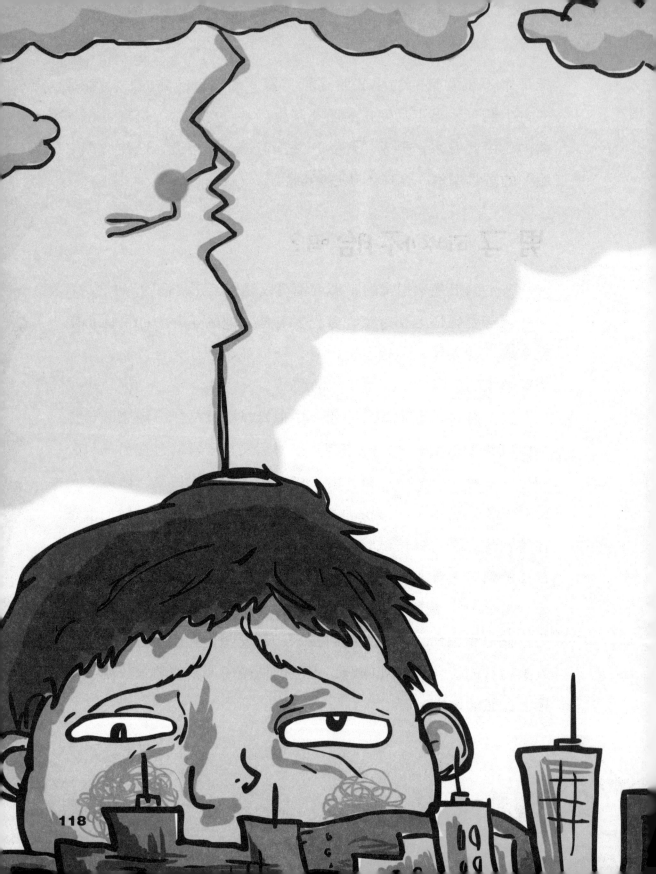

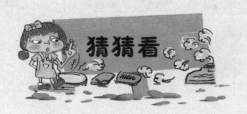

猜猜看

寄生胎只寄生在男子身上吗？

有些小朋友会问，这种"寄生胎"为什么总在男子的身上发现呢？难道女人就不会有吗？当然会！因为女人本来就会生宝宝，所以发现"寄生胎"时，就会做手术把它拿掉，人们一点儿也不会觉得惊奇。小朋友应该听说过"怪胎"吧，那就是"寄生胎"呀。相反，人们在男人身上发现"寄生胎"，就会觉得很奇特，这就产生了让人觉得特别奇怪的"小孩生小孩"、"男人生小孩"的现象。

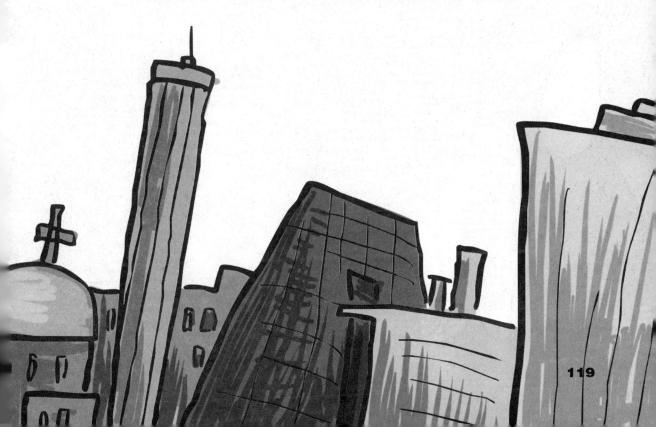

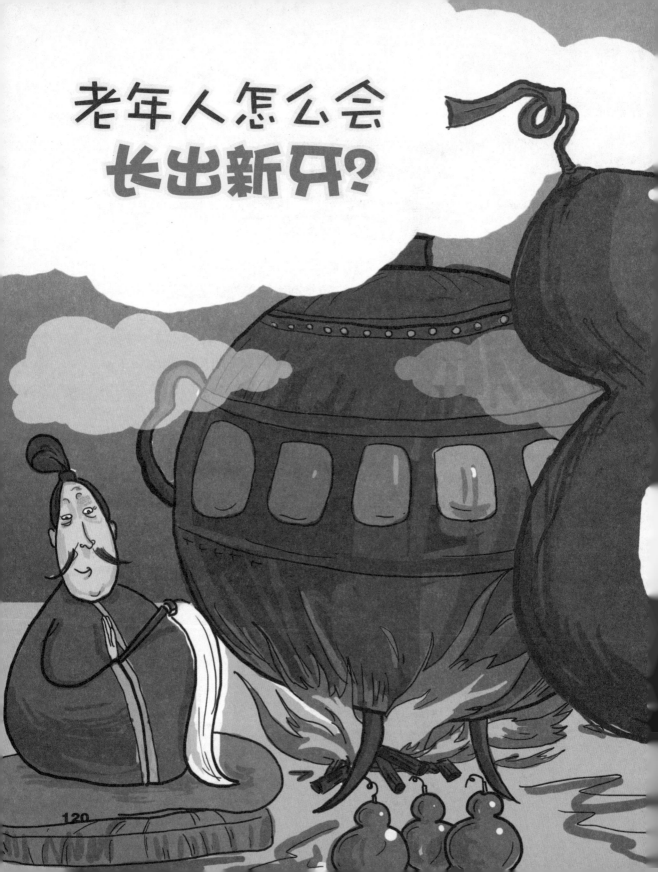

小朋友都知道：小孩子一天天在长大，而大人会一天天变老，不仅是相貌，人体各种器官也会随着年龄的增长而逐渐变老。不过有些人的相貌，显得比实际年龄大得多，年纪不算大，却是一副老态龙钟的样子；而有些人的相貌，看起来比实际年龄小许多，让同龄人十分羡慕。如果有人说自己返老还童，你会相信吗？

人为什么会变老？

美国哈佛大学生物学家洛信博士研究发现，人出生时，脑细胞数量约140亿个。人脑细胞和其他细胞不一样，属于不能再分裂的细胞，人长大后脑细胞的数量就不再增加了，而且从25岁起，每天约有10万个脑细胞死亡；之后随年龄递增，每年脑细胞的死亡数还在增加。

总体上讲，人虽然会变老，但人的寿命比所有的哺乳动物都要长，随着科技的进步，人类的平均寿命在逐年增加，看来健康长寿的目标总有一天会实现哟！

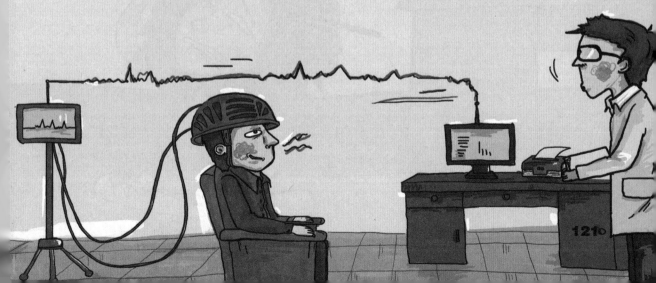

人是怎样变老的？

人从20岁以后，首先是头发出现衰老现象；25岁时，肌肉的力量达到高峰，这时是人最有力量的时候。一到30岁，身体各方面的机能开始下降，如皮肤上出现细小皱纹，逐渐失去弹性，听力开始下降。这时人体一般会出现前倾的状况。这是因为心脏的肌肉变厚了，脊椎骨间的距离缩小了。

人从40岁起出现一些衰老的迹象，如身体抵抗力下降，淋巴细胞明显减少，杀灭其他病菌的能力也下降，而且体重会慢慢增加，身高也会出现"缩水"现象呢！

人过50岁，衰老速度逐渐加快，皮肤开始松弛，皱纹也会增多，味觉会慢慢减弱。55岁以后，衰老速度会越来越快，脑细胞机能低下。

人到了60岁，衰老速度反而慢下来，虽然身高比青年期降低2～3厘米，

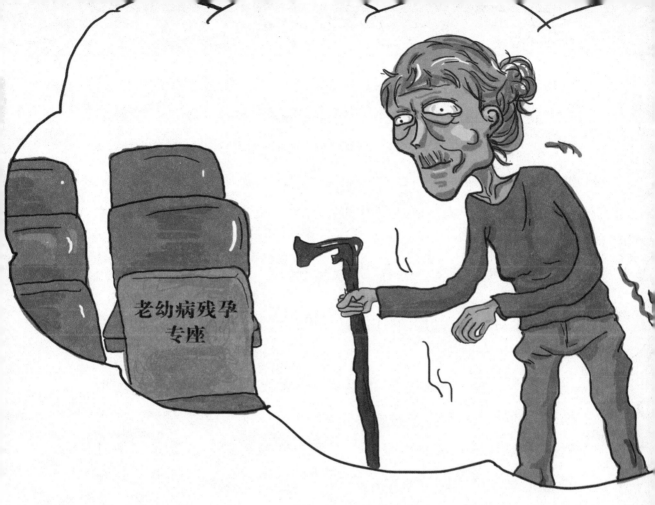

老幼病残孕
专座

味觉更加迟钝，但与40岁时的衰老速度相比，要慢很多。

老年人长出新牙

　　人逐渐变老是正常现象，但有极少数的老年人会突然变得年轻起来！如江苏省睢宁县有一位86岁老人，他60多岁时与其他老年人一样，衰老现象明显，牙齿快掉光了，眼也花了，头发已经全变白了；然而在他84岁那年却出现一个奇迹：他长出了新牙！

　　头发开始变黑，眼睛也开始逐渐明亮起来。

　　为什么会这样呢？老人说这或许跟他的生活习惯有关：

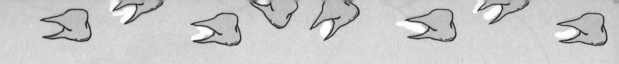

他从20岁起就不吃荤菜，只吃蔬菜、素油，最近几年他爱吃点心，很少吃瓜果；但他一生从来不喝烈酒，也从不抽烟，爱好书法，喜欢吹笛子，拉二胡，早饭之后常外出散步。他觉得这就是他返老还童的秘诀。

真的是这样吗？难道良好的生活习惯会让人返老还童吗？

老年人怎么会长出新牙？

专家对老人新长出的牙齿做了检查，对老人长出新牙的现象做了科学解释。

每个人的一生都有两套牙齿，一套是乳牙，是出生后逐渐长出来的，但到七八岁时就要脱落，并开始长出第二套牙齿，也就是"恒齿"。这个过程每个小朋友都经历过，这就是"换乳牙"！第二套牙齿是逐渐长齐的，直到二十多岁时才开始长智齿。智齿位于上下牙床的最里侧，共有四颗。

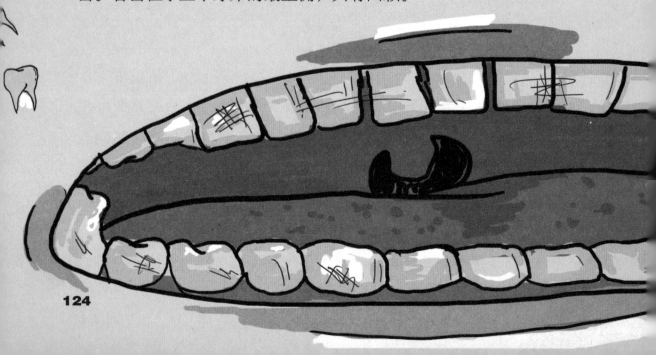

一般而言，老人长出新牙，主要与智齿有关。

人在该长智齿时没有长，是因为这几颗智齿的位置上已有"恒齿"。智齿就被压在下面，也就是埋伏在牙床里。到了老年，"恒齿"脱落了，原来埋在牙床里的智齿终于获得生长的空间，于是就长出来了，不过，也就是在智齿的位置长出一两颗牙，绝不会长出满口的新牙。

据说有个别人还会有第三套牙。这是因为他的造牙器官——牙板的功能太强了，在胚胎期就多造了一套恒牙。当第二套"恒齿"长出来后，第三套牙齿只能埋伏在牙槽骨内，等第二套牙齿脱落后，它们才会慢慢长出。医学上把这种现象叫"恒后牙"。

老人得知自己新长了一两颗牙齿，认为这是"返老还童"的征兆，在心理暗示鼓励下精神就会越变越好。而人的牙齿好，能吃各种食物，咀嚼充分，身体的各个机能也被激活。所以有些头发也会变黑，更显得生机勃勃！

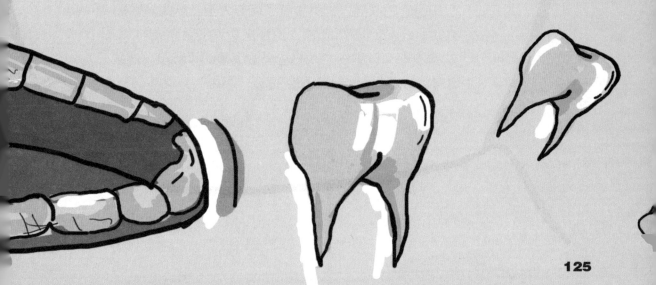

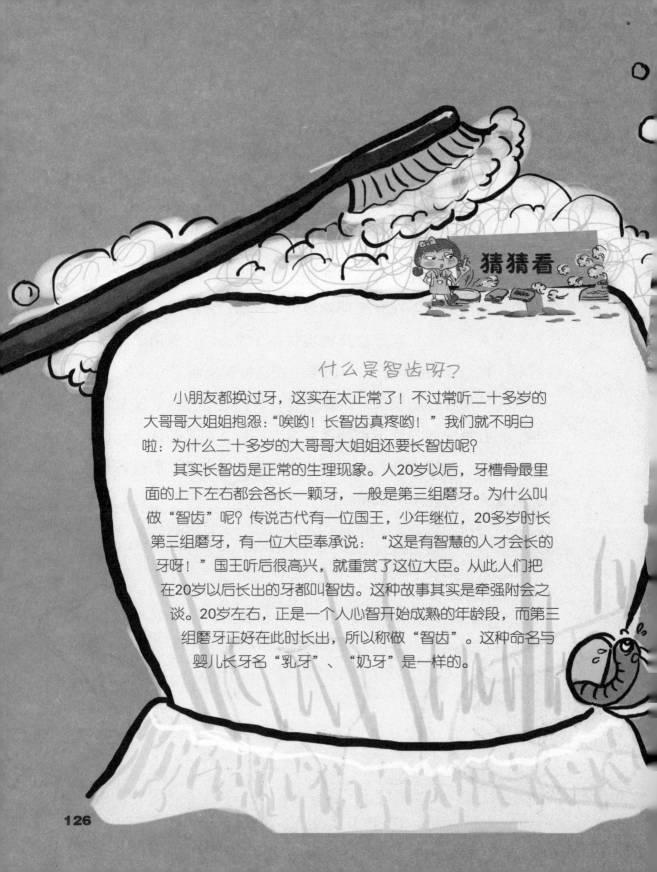

猜猜看

什么是智齿呀？

　　小朋友都换过牙，这实在太正常了！不过常听二十多岁的大哥哥大姐姐抱怨："唉哟！长智齿真疼哟！"我们就不明白啦：为什么二十多岁的大哥哥大姐姐还要长智齿呢？

　　其实长智齿是正常的生理现象。人20岁以后，牙槽骨最里面的上下左右都会各长一颗牙，一般是第三组磨牙。为什么叫做"智齿"呢？传说古代有一位国王，少年继位，20多岁时长第三组磨牙，有一位大臣奉承说："这是有智慧的人才会长的牙呀！"国王听后很高兴，就重赏了这位大臣。从此人们把在20岁以后长出的牙都叫智齿。这种故事其实是牵强附会之谈。20岁左右，正是一个人心智开始成熟的年龄段，而第三组磨牙正好在此时长出，所以称做"智齿"。这种命名与婴儿长牙名"乳牙"、"奶牙"是一样的。

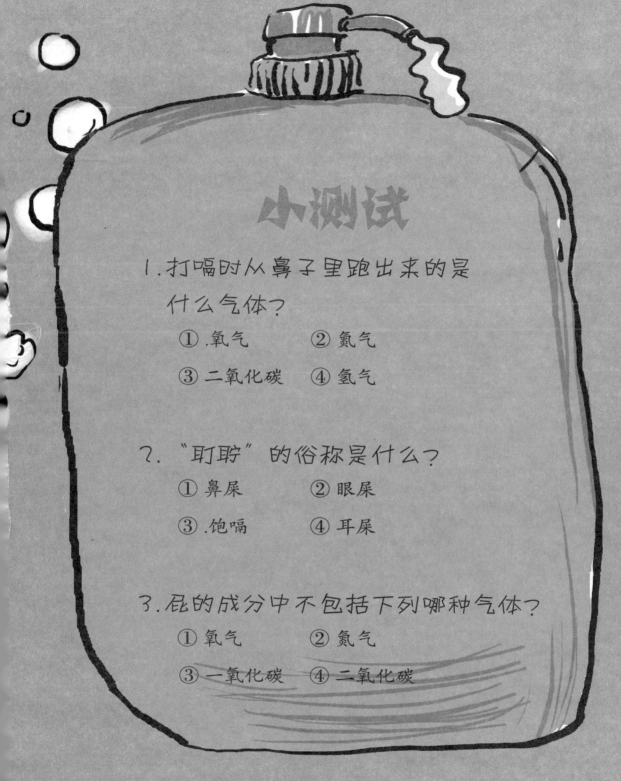

小测试

1. 打嗝时从鼻子里跑出来的是什么气体？
   ① 氧气　　② 氮气
   ③ 二氧化碳　　④ 氢气

2. "耵聍"的俗称是什么？
   ① 鼻屎　　② 眼屎
   ③ 饱嗝　　④ 耳屎

3. 屁的成分中不包括下列哪种气体？
   ① 氧气　　② 氮气
   ③ 一氧化碳　　④ 二氧化碳

图书在版编目(CIP)数据

令人不好意思的人体 / 纸上魔方编著. —重庆：重庆
出版社，2013.11
（知道不知道 / 马健主编）
ISBN 978-7-229-07116-5

Ⅰ.①令… Ⅱ.①纸… Ⅲ.①人体—青年读物 ②
人体—少年读物 Ⅳ.①R32-49

中国版本图书馆 CIP 数据核字(2013)第 255594 号

令人不好意思的人体

LINGREN BUHAO YISI DE RENTI

纸上魔方 编著

出 版 人：罗小卫
责任编辑：陈 姝 王 娟
责任校对：曾祥志 朱彦彦
装帧设计：重庆出版集团艺术设计有限公司·陈永

重庆出版集团
重庆出版社 出版

重庆长江二路 205 号 邮政编码：400016 http://www.cqph.com
重庆出版集团艺术设计有限公司制版
重庆现代彩色书报印务有限公司印刷
重庆出版集团图书发行有限公司发行
E-MAIL:fxchu@cqph.com 邮购电话：023-68809452
全国新华书店经销

开本：787mm×980mm 1/16 印张：8 字数：98.56 千
2013 年 11 月第 1 版 2014 年 4 月第 1 次印刷
ISBN 978-7-229-07116-5
定价：29.80 元

如有印装质量问题，请向本集团图书发行有限公司调换：023-68706683